图解哺乳期中医母婴养护系列

乳汁淤积
急性乳腺炎

杨振杰◎编著

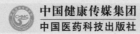

中国健康传媒集团
中国医药科技出版社

内 容 提 要

本书为丛书之一，针对哺乳期乳汁淤积及急性乳腺炎的防治问题进行详细解说。本书图文并茂，文字通俗易懂，详细介绍了哺乳期乳汁淤积、急性乳腺炎的日常养护及按摩、中药等中医防治方法，使读者能够快速掌握相关理念与方法，易学易用。且于正文后，针对产妇常见疑问，以"小贴士"给予解答，形式新颖。

本书适合没有医学知识背景的新手爸妈们、临床护理人员及家政服务人员参阅。

图书在版编目（CIP）数据

乳汁淤积、急性乳腺炎 / 杨振杰编著 . — 北京：中国医药科技出版社，2021.11
（图解哺乳期中医母婴养护系列）
ISBN 978-7-5214-2741-7

Ⅰ．①乳… Ⅱ．①杨… Ⅲ．①乳房炎－诊疗－图解 Ⅳ．① R655.8-64

中国版本图书馆 CIP 数据核字（2021）第 221370 号

美术编辑　陈君杞
版式设计　也　在

出版　**中国健康传媒集团** | 中国医药科技出版社
地址　北京市海淀区文慧园北路甲 22 号
邮编　100082
电话　发行：010-62227427　　邮购：010-62236938
网址　www.cmstp.com
规格　710×1000mm $^1/_{16}$
印张　7 $^1/_4$
字数　106 千字
版次　2021 年 11 月第 1 版
印次　2021 年 11 月第 1 次印刷
印刷　三河市万龙印装有限公司
经销　全国各地新华书店
书号　ISBN 978-7-5214-2741-7
定价　**28.00 元**

获取新书信息、投稿、为图书纠错，请扫码联系我们。

前言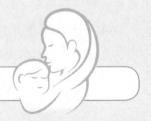

　　十月怀胎，一朝分娩，随着宝宝呱呱坠地，新手爸妈们进入了手忙脚乱的育儿过程。这是一段全新的生活体验，无论是爸妈，还是宝宝，都在不断接受考验。因此，产后哺乳期，对于全家人来说，都是一个不容忽视的关键时期。很多妈妈感慨，熬过了怀胎十月的辛苦，却熬不过哺乳期的各种身心折磨。

　　为了帮助新手爸妈们顺利、平稳地渡过哺乳期，尽情享受抚育子女的快乐，我们在临床不断收集、整理大家遇到的哺乳期难题，参考古今文献，并结合实践经验，将哺乳期常见妇儿疾病的防治方法汇集成册，以期对大家的幸福生活有所助益。

　　本套丛书共6册，分为"妈妈篇"和"宝宝篇"两部分，其中"妈妈篇"4册，包含哺乳期乳汁淤积、急性乳腺炎、乳汁不足、乳头异常及产后养护等主题；"宝宝篇"2册，包含婴儿生长发育与按摩保健，及常见疾病的按摩调理。

　　我们致力于将本套丛书打造为"字典式图书"，读者根据需求检索目录，即可快速了解相关病症的临床表现、辨证分型、按摩调理取穴与方法等。更重要的是，在各个疾病的诊治方法之外，我们还重点强调了衣、食、住、行等生活调护，体现"上工治未病"的预防为主、医养结合的理念。

　　总之，本套丛书的出版，不仅能够帮助新手爸妈们和护理人员系统了解哺乳期妇儿养护知识，还能帮助学习、掌握简单的诊治方法，从容应对哺乳期的各种突发状况。因此，我们尝试将专业知识通俗化，将艰涩的文字图示化，并分享大量临床典型病例，目的就是让没有医学知识储备的家长们也能轻松掌握，解决简单的哺乳期常见问题。

感谢"山东大学医养健康产业项目"及"山东大学教育教学改革研究项目"对丛书撰写与出版的资助，感谢中国医药科技出版社对出版的大力支持。

杨振杰

2021 年 5 月

　　对于刚刚出生的宝宝来说，母乳因其独特的生物学特性，具有其他营养替代品所不能媲美、独一无二的优势。除了母乳的营养成分较牛乳、配方乳来说，更适于宝宝消化、吸收，母乳喂养还在健康、免疫、心理、经济、发育、社会、环境等诸多方面存在益处。对于营养状况良好的妈妈，母乳喂养能够满足0~6月龄宝宝的全部生长需求。

　　乳汁充足的妈妈们，在受到缺乳妈妈羡慕的同时，也有她们自己的苦恼。很多妈妈因分娩后没有及时、有效地哺乳，而出现乳房胀痛及沉重感，甚者痛不可触，或过量食用膏粱厚味，使乳汁短时间内产生过多、排泄不及，或乳头先天性内陷、过小，乳头颈过短，使宝宝不易含住乳头，吸吮不便，或吸奶器使用不当致乳头破损，或乳腺导管发育不良，或产后抑郁、焦虑、烦躁、恐惧不安等不良情绪抑制了泌乳素的释放，或乳房发生炎症导致输乳管变窄或完全堵塞，或乳房遭遇挤压、碰撞等外伤，或胸罩太紧等多种原因，都会造成乳汁淤积，严重者还会伴有高热，发生急性乳腺炎，进而危害母婴双方的身心健康。

　　乳腺疏通按摩是临床广泛使用的促进乳汁顺畅分泌、排出的中医治疗方法，大量临床实践证实其安全有效，用于乳汁淤积或急性乳腺炎初期患者治愈率高，能避免疾病进展、恶化。

　　本书为《图解哺乳期中医母婴养护系列》丛书之一，就哺乳期乳汁淤积及急性乳腺炎的防治问题进行详细解说，与丛书他本的部分内容彼此关联，例如乳汁淤积日久可能导致乳腺分泌乳汁能力下降，出现乳汁不足症状，可参考丛书"妈妈篇"《乳汁不足》篇章相关内容；反复乳汁淤积或急性乳腺炎发作，可能导致或加重产后焦虑、抑郁情绪，可参考丛书"妈妈篇"《产后养护》部分的相关处理办法。

杨振杰

2021 年 5 月

目录

乳房初识

哺乳那些事

乳汁淤积

哺乳期急性乳腺炎

乳房初识

乳房，为哺乳动物特有的器官，属于汗腺的特殊变形，构造上近似皮脂腺。人的乳房为成对的器官，位于两侧胸廓的胸大肌前方，是女性的典型特征，男性不发达。

从出生到青春期前，乳房尚未发育，只有简单的导管以乳头为中心向四周辐射。

青春期女性在雌激素的作用下，乳腺开始快速发育，并伴有脂肪积聚。受地域、种族等诸多因素的影响，女性乳房开始发育的时间存在差异，绝大部分在 8~13 岁之间，完全成熟在 14~18 岁之间，从开始发育到完全成熟，需要 3~5 年的时间。

青春期末，正常成人的乳房基本形成，乳头乳晕的小球与乳房的圆形融合为一个整体。成年未生育过的女性，乳房呈半球形，紧张而富有弹性。

妊娠后期和哺乳期，在高水平雌激素、孕激素作用下，乳腺快速增生，乳房明显增大，并产生泌乳功能。当哺乳结束后，乳腺又开始萎缩，乳房变小。

老年女性的乳房，因为弹性纤维减少，乳房渐渐松弛、下垂。

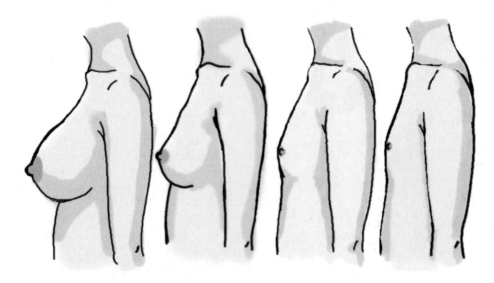

哺乳期、青春期末、青春期、青春期前乳房大体形态

一、乳房的外观

1 乳房的位置

乳房位于胸前壁，在胸大肌和胸筋膜的表面，上起第2、3肋，下至第6、7肋，内侧至胸骨旁线，外侧可达腋中线。成年未妊娠女性的乳头平对第4肋间隙或第5肋。

2 乳头

乳房的中心部位是乳头，两侧对称，呈筒状或圆锥状，直径为0.8~1.5厘米，高出乳房1~2厘米，表面为粉红色或棕色，高低不平，其上有4~18个不等的输乳管的开口，是乳汁外泄的通道。

乳头由致密的结缔组织和环形排布的平滑肌组成，表面覆盖着很薄的复层鳞状角质上皮。当遇到外界刺激时，乳头可以勃起，被称为立乳反射，有利于宝宝含接、吸吮。

小贴士

乳房的血液供应来自肋间动脉和胸内动脉的分支，主要由乳房内动脉和侧胸动脉供应。乳房的淋巴管通向腋下淋巴结。乳房的神经来自第4、5、6肋间神经分支，分布于乳头和血管平滑肌的感觉神经纤维和交感神经纤维。乳头和乳晕的感觉神经分布很广，且皮肤较薄弱，容易损伤，因此乳头皲裂时可引起剧痛。关于乳头皲裂的相关介绍，详见本丛书"妈妈篇"《乳头异常》。

根据乳头的外形，可以将异常的乳头分为以下几种：

扁平乳头　　　乳头长度小于 0.5 厘米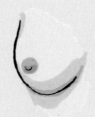

小乳头　　　乳头长度和直径都小于 0.5 厘米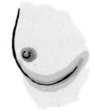

内陷乳头　　　乳头内陷在乳晕中无法向外凸出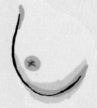

大乳头　　　乳头直径大于 2.5 厘米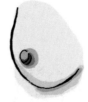

 小贴士

　　除了大乳头外，其他 3 种乳头需在孕期进行纠正，否则将影响日后哺乳。具体纠正方法在本丛书"妈妈篇"《乳头异常》中有详细讲解。

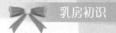

3 乳晕

乳头周围有一颜色较深的环形区域，呈玫瑰红色、褐色或深褐色，称为乳晕。妊娠及哺乳期乳晕颜色加深，皮脂腺肥大呈结节状隆起，称为"蒙哥马利腺"，其分泌物具有保护皮肤、润滑乳头及宝宝口唇的作用。

刚结束分娩后，乳晕腺会产生一些有气味的分泌物，有利于宝宝找到乳头，吮吸妈妈的乳汁，并增加妈妈哺育宝宝的舒适感。蒙哥马利腺并不是孕产妇专有的，在少数未成年或成年女性身上有时也会出现。

4 乳房体

乳头、乳晕以下的呈半球状或圆锥形的部分是乳房体。对于正常体型的女性来说，乳房体一般位于第 2~6 肋之间，内侧靠近胸骨旁，外侧到达腋前线、背阔肌前缘，上可达锁骨，下可达肋缘和腹直肌前鞘上端；其外上极形成乳腺的尾部伸向腋窝，犹如一个倒置的逗号。

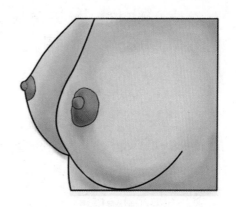

乳房外观图

乳房体由皮肤、乳腺及脂肪组织构成。乳房体的体积决定了乳房的大小。乳房上分布着丰富的血管、淋巴及神经，对乳房起到营养和代谢的作用。成年未哺乳过的女性乳房紧张而富有弹性。

二、乳房的内部结构

1 乳腺体

乳腺体是乳房的主要内部结构，由 15~20 个乳腺叶组成，这些乳腺叶以乳头为中心，呈放射状排列。每个乳腺叶又分成若干个乳腺小叶，每个小叶又由 10~100 个腺泡组成，这些腺泡紧密地排列在小乳管周围，并有开口与小乳管相连，就像一串葡萄一样。腺泡有分泌乳汁的作用。

2 乳腺导管

乳腺导管又名输乳管，有输送乳汁的作用。多个小乳管汇集成小叶间乳管，多个小叶间乳管再汇集成一个乳腺导管。每个乳腺导管一端连接一个乳腺叶，另一端走向乳头。任何小乳管、小叶间乳管、输乳管行经段的堵塞都会影响乳汁排出。

3 脂肪组织

乳房内的脂肪组织呈囊状包裹于乳腺周围，称为脂肪囊。乳房的大小主要由脂肪组织的多少决定。

4 纤维组织

纤维组织伸入乳房深部，如同房屋内的梁与墙一样，将乳腺分为 14~18 个乳腺叶，并与脂肪组织一起填充叶间空隙，对乳房体起固定和支撑的作用。纤维组织决定了乳房的外观是否挺拔，还使乳房有一定的活动度。

小贴士

在乳房深部，有韧带自胸筋膜发出结缔组织束穿过乳腺小叶之间，连于皮肤，称作乳房悬韧带，或库柏韧带，对乳腺有支持作用。当癌细胞侵入此韧带时，结缔组织纤维束缩短，牵引皮肤向内凹陷，形成乳腺癌早期常有的征象。

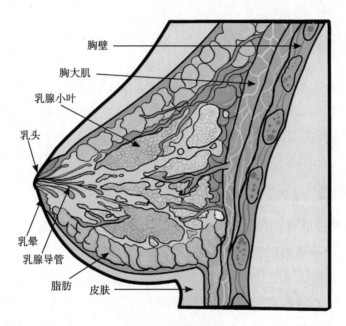

胸壁

胸大肌

乳腺小叶

乳头

乳晕

乳腺导管

脂肪　皮肤

乳房的内部结构

小贴士

泌乳的多少与乳房的大小、形态没有直接关系，而与乳腺组织的多少成正比。所以，无论乳房外形发育得多好，如果有分泌乳汁功能的腺体组织少，产生的乳量也不会多；相反，虽然乳房体积小，但如果腺体组织很多，乳量也会足够。所以乳房小的妈妈们不必总担心自己会乳汁分泌不足。

三、静止期与活动期

女性的乳腺于青春期开始发育，其结构随年龄和生理状况的变化而异。根据乳腺是否具有乳汁分泌功能，可以分为静止期和活动期乳腺。

① 静止期

无分泌功能的乳腺，称为静止期乳腺。静止期乳腺是指未孕女性的乳腺，其腺体不发达，仅见少量导管和小的腺泡，脂肪组织和结缔组织丰富；在排卵后，腺泡和导管略有增生。

② 活动期

妊娠期及哺乳期的乳腺能分泌乳汁，称为活动期乳腺。女性怀孕后，在雌激素和孕激素的作用下，乳腺的导管和腺泡迅速增生，腺泡增大，上皮为单层柱状或立方细胞，结缔组织和脂肪组织相应减少。妊娠后期，在垂体分泌的催乳素影响下，腺泡开始分泌。哺乳期乳腺结构与妊娠期相似，但腺体发育更好，腺泡腔增大。腺泡处于不同的分泌时期，有的腺泡呈分泌前期，腺细胞呈高柱状；有的腺泡处于分泌后期，细胞呈立方形或扁平形，腺腔内充满乳汁，腺细胞内富含粗面内质网和线粒体等；呈分泌状态的腺细胞内有很多分泌颗粒和脂滴。

结束哺乳后，催乳素水平下降，乳腺停止分泌，腺组织逐渐萎缩，结缔组织和脂肪组织增多，乳腺又转入静止期。

绝经后，女性身体内雌激素及孕激素水平下降，乳腺组织逐渐萎缩退化，脂肪也减少，乳房开始干瘪下垂。

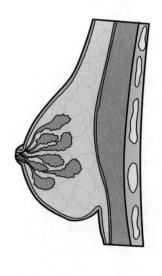

静止期

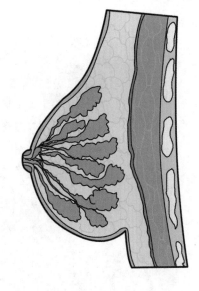

活动期

四、中医学对乳房的认识

经络是人体内气血运行的通道，沟通联络五脏六腑与四肢百骸，分布于全身。乳房虽然是人体局部器官，但中医学认为其通过十二经脉和奇经八脉的纵横联系，与内在脏腑形成了一个有机的整体，并通过精、气、血、津、液的作用来完成功能活动。

乳房禀赋先天之精气，受五脏六腑、十二经络气血津液之荣养。因此，乳房分泌乳汁旺盛，与脏腑、经络、气血等的生理功能协调密切相关。

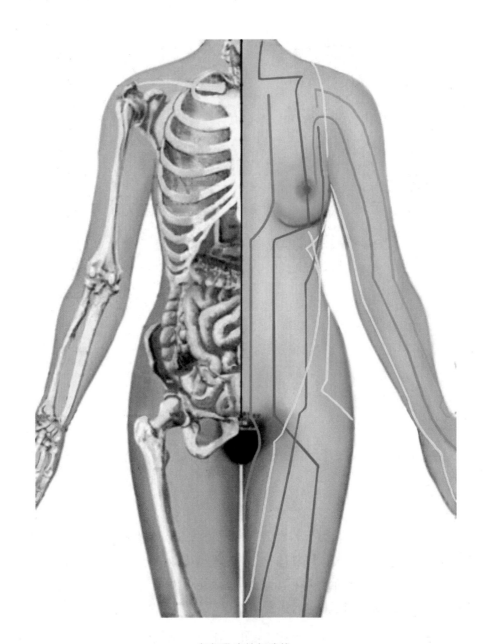

行经乳房的经脉线

——任脉	——足少阴肾经	——足阳明胃经
——足太阴脾经	——足厥阴肝经	——足少阳胆经
——手太阴肺经	——手厥阴心包经	——手少阴心经

在十四经中，乳房与肺经、脾经、胃经、肾经、心包经、肝经、胆经、冲脉、任脉等经络有关。手太阴肺经，横出腋下；足太阴脾经，络胃上膈，布于胸中；足阳明胃经之直者，从缺盆下而贯乳中；足少阴肾经，上贯肝膈而与乳相连；手厥阴心包经，循胸出胁，抵腋下；足厥阴肝经，上膈，布胸胁，绕乳头而行；足少阳胆经，下胸中；冲、任脉均起于胞中，冲脉挟脐上行，至胸中而散，为血海，上行为乳，下行为经；任脉循腹里，上关元至胸中，主胞胎。其中与肝经、脾经、胃经的关系最为密切，其次为冲、任二脉。这些经脉的通调和濡养作用，共同维持了乳房的正常生理功能。若经络闭阻不畅，冲任失调，则会导致多种乳房疾病的发生。

小贴士

中医学认为，女子乳头属肝，乳房属胃。女性的乳头、乳晕像闸门一样，控制乳汁的排出，其具有与肝主疏泄、性条达相似的特征，易受情绪影响；而乳房属胃，与饮食相关，五谷入于胃，在脾的运化下，化生气血，形成乳汁。因此，妈妈产后心情舒畅则有利于乳汁顺利排出；饮食均衡、营养丰富，即可产出足够的奶水。二者缺一不可。

哺乳那些事

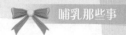

一、乳汁的产生、分泌

怀孕后，准妈妈体内的孕激素、雌激素的水平会明显升高，这些激素作用于乳房，使乳腺体和导管增生、发育。但是，孕激素、雌激素对乳腺体的发育、成熟和泌乳不能单独发挥作用，必须在由脑垂体前叶嗜酸细胞分泌的一种蛋白质激素，即催乳素的帮助下才能让乳腺发育成熟并启动泌乳。而大量的孕激素、雌激素会和催乳素竞争受体，使催乳素在孕期发挥的作用并不大。

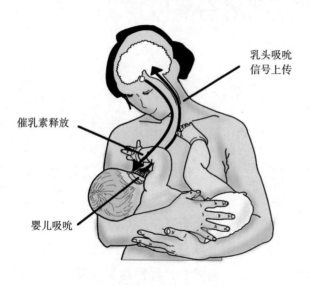

催乳素的释放示意图

乳头吸吮信号上传

催乳素释放

婴儿吸吮

分娩后，新妈妈体内的雌激素与孕激素突然下降，再加上宝宝吸吮刺激乳房，大量的催乳素开始作用于乳腺体，使其发动和持续分泌乳汁。

 小贴士

有研究表明，催乳素在夜间的分泌量是白天分泌量的十倍，所以，很多新妈妈是在睡醒一觉后发生乳房胀痛、乳汁淤积。正因如此，妈妈们保证充足的睡眠对高质量的哺乳意义重大。

小贴士

宝宝频繁的吸吮刺激，是维持泌乳的重要条件；妈妈自身的良好精神和心理状态，充足的营养和休息，也是维持泌乳的必要条件；社会的支持，新妈妈及家人对母乳喂养知识的掌握，是维持泌乳的重要因素。

二、乳汁分类

按照产生的时间先后顺序，乳汁可分为以下 4 种。

1 初乳

分娩后 7 天内分泌的乳汁为初乳。初乳是透明、黄色或淡黄色的，产量少，但是质量好、营养高，有丰富的免疫球蛋白、维生素，尤其是维生素 A 和维生素 C，且脂肪和乳糖含量较少，更适合新生宝宝吸收。初乳中含有大量的生长因子，尤其是上皮因子，能促进新生宝宝胃肠道、肝脏及其他组织迅速发育成熟。初乳还有轻泻的作用，能促使胎便排出，帮助减轻新生宝宝的黄疸现象。

2 过渡乳

分娩后 7~14 天分泌的乳汁称为过渡乳。这一时期，乳汁颜色逐渐变白，但奶量却不断增加。其成分中蛋白质含量逐渐减少，而脂肪、乳糖含量逐渐增加，是初乳向成熟乳的过渡的标志。

3 成熟乳

分娩后 14 天至 9 个月分泌的乳汁称为成熟乳。成熟乳呈白色，蛋白质等营养成分含量稳定，脂肪和乳糖含量最高，利于接受母乳喂养的宝宝快速成长。

4 晚乳

产后 10 个月以后分泌的乳汁称为晚乳。晚乳的奶量和营养成分逐渐减少，宝宝的饮食逐渐从全母乳向与成人相同的饮食结构转变。

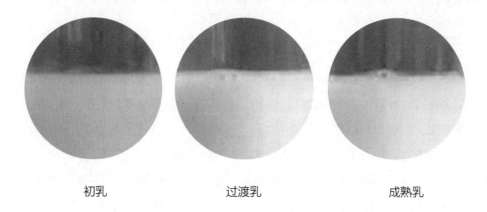

初乳　　　　　　　　过渡乳　　　　　　　　成熟乳

三、人乳、牛乳、配方乳成分的区别

人乳、牛乳、配方乳等不同种类的乳品，其成分有区别，主要表现在蛋白质、碳水化合物、脂肪、无机盐等方面。

1 蛋白质

人乳中的蛋白质包括分泌型免疫球蛋白和铁蛋白。铁蛋白能抑制肠道中某些细菌如大肠埃希菌的繁殖，可防止腹泻。另一种称为溶菌酶的物质可以杀灭细菌；对神经系统功能的发育、智力和视力均有重要作用的牛磺酸也只有从母乳中才能获得。人乳中蛋白质的含量在初乳中为每升 14~16 克，3~4 个月的成熟乳为每升 8~10 克，6 个月后的成熟乳为每升 7~8 克。人乳中约 20%~25% 的总氮量为非蛋白氮，即活性蛋白质，它能促进营养素吸收，增加营养素的转运和吸收活性，还具有抗菌活性，可以刺激肠道建立微生态环境，从而促进宝宝的免疫能力建立。这是其他乳品所不具备的免疫物质。尤其初乳中含有大量抗体，使刚出生的宝宝接受第一次被动免疫，从而增强抗病能力，减少过敏反应，免受病菌的侵袭。

2 碳水化合物

碳水化合物是人乳的另一主要营养成分，其含量在不同阶段乳汁中也有区别。在初乳中，乳糖、葡萄糖、低聚糖的含量分别为每升 20~30 克、0.2~1.0 克和 22~24 克；而在成熟乳中，其含量相应为 60~70 克、0.2~0.3 克和 12~14 克。其中，低聚糖的含量比其他哺乳动物乳汁要高10~100 倍。

3 脂肪

脂肪在人乳中的含量与牛乳相仿，约为每升 3.5~4.5 克。但其颗粒小，且含有脂肪酶，对胃肠道刺激小，更易于宝宝消化、吸收。其中的胆固醇是神经系统发育必需的物质，它在人乳中的含量比在牛乳中高出 3 倍。丰富的胆固醇有利于宝宝中枢神经系统髓鞘磷脂化。

4 无机盐

无机盐类如钙、磷等，在牛乳中含量虽高，但牛乳中甘油三酯的代谢产物与钙结合，使其不能很好地被吸收。用牛乳喂养宝宝，有可能使一些宝宝因钙、磷等物质吸收率低，而发生低钙性抽搐、佝偻病或贫血等疾病。

小贴士

人乳与其他动物乳、配方乳相比，所含的蛋白质、糖、脂肪、维生素、矿物质和水的比例适当，更适合宝宝吸收，能达到最好的生物利用度，满足其营养要求。而且，有的成分仅存在于人乳中，如双歧因子、生长因子等。

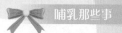

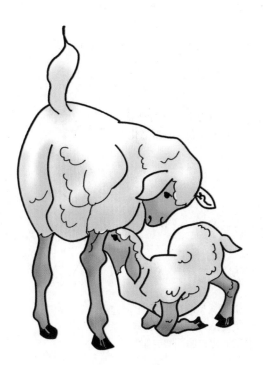

现在，很多妈妈喜欢给宝宝选购奶粉食用，甚至不惜成本从国外购买，认为这样更有利于宝宝成长。因为妈妈们发现，奶粉喂养的宝宝往往长得壮实，睡眠时间长，不易饥饿。但是，我们必须告诉各位妈妈，再高级的奶粉都不可能取代母乳，再好的配方都只能模仿母乳成分而无法超越。奶粉只能是母乳代用品，绝不应该随意用其取代母乳，主次颠倒。成长只有一次，要把最好的留给宝宝。

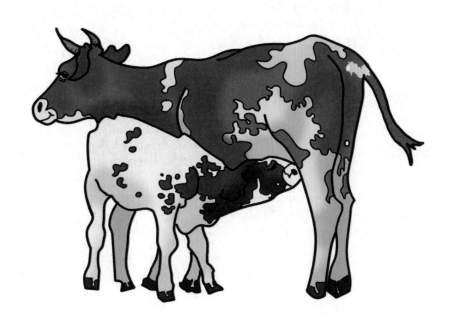

	人乳	牛乳	配方乳
蛋白质	乳清蛋白为主，遇到胃酸后形成凝块小，利于消化。人乳蛋白质是最适合宝宝的，还可抑菌，能提高叶酸、维生素 B_{12}、维生素 D 的利用率	酪蛋白为主，遇到胃酸后形成凝块大，不易消化	部分适量
氨基酸	丰富的牛磺酸，能促进大脑发育，对神经传导、视觉完善、钙的吸收有良好作用	人乳的 1/30~1/10	少
脂肪	脂肪的数量和种类比牛乳高，脂肪球较小，且含各种消化酶，有助于脂肪消化；富含必需脂肪酸和亚麻酸及其衍生物 DHA，对婴儿发育至关重要；胆固醇含量高	脂肪含量高，但缺乏必需脂肪酸，且无脂肪酶，不易消化；胆固醇含量低	同牛乳
乳糖	含量高，且主要以乙型乳糖为主，间接抑制大肠埃希菌生长	甲型乳糖为主，间接促进大肠埃希菌生长	模拟母乳，但多为人工添加，甚至以白砂糖替代以节约成本
矿物质	钙磷比为 2:1，适合宝宝吸收；铁少量，易吸收	钙磷比为 1:2，宝宝不易吸收；铁少量，不能很好吸收	均有添加，但都不易吸收
微量元素	丰富且吸收率较高	不及母乳丰富，维生素 A、维生素 C 不足	人工添加维生素
抗体	母乳特有成分，在宝宝的免疫系统未发育完全时，可以抵御疾病和抗过敏	有抗体，但适于本种系动物	无
水分	足够	需要补充	可能需要补充

小贴士

有报道称，母乳喂养的宝宝患病率要比人工喂养者低 40%；人工喂养的宝宝患腹泻的死亡率比母乳喂养者高 2.5 倍。另据统计，母乳中已经被人类发现的 1000 多种营养成分里，尚有 400 多种无法被现有科学技术复制。2010 年，研究发现母乳中一种名为"哈姆雷特"的成分能杀死 40 多种癌细胞。

四、母乳喂养的益处

母乳喂养对每位新妈妈和宝宝来说都是非常有意义的行为，是被广泛认可、受到高度推崇的绿色喂养方法，其行为本身饱含着满满的正能量。

1 对于刚刚出生的宝宝来说，母乳因其独特的生物学特性，具有其他营养替代品所不能媲美、独一无二的优势。除了在前面提到的母乳与牛乳、配方乳在营养成分方面的优势，母乳喂养还在宝宝免疫、心理、发育等方面，甚至在经济、社会、环境等诸多方面存在益处。对于营养状况良好的妈妈，母乳喂养能够满足 0~6 个月宝宝的全部生长需求。

2 母乳不需特殊储存，随需随产随喂，温度适宜，不易变质；能省去各种奶瓶、奶嘴、奶粉等，特别经济实惠；还能避免出现因消毒不彻底而发生感染、腹泻等异常情况。

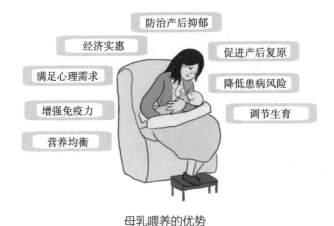

防治产后抑郁

经济实惠

满足心理需求

增强免疫力

营养均衡

促进产后复原

降低患病风险

调节生育

母乳喂养的优势

小贴士

由于各种哺乳动物有不同的生活方式，子代对母乳的需求差别很大，这使得不同动物的母代对子代在哺乳方式、频率及其乳汁的营养、能量方面也有差异。因此，人类乳汁具有保证人类后代在各种环境中生存的特性，且此特性优于其他各种类哺乳动物的乳汁。

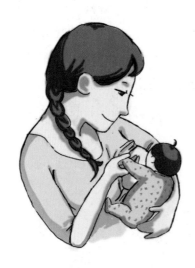

3 母乳喂养能促进新妈妈们的身体尽快恢复。妈妈们分娩后，子宫收缩，每日下降1~2厘米，10~14日退入盆腔，6~8周恢复正常。宝宝的吸吮刺激通过乳头部丰富的神经传至下丘脑，释放催产素，使子宫收缩加强，可减少产后出血，因此产后应尽早母乳喂养。哺乳还可使恶露快速排净，起到预防产后感染的作用。

> **小贴士**
>
> 　　孕期及哺乳期妈妈体内激素水平的变化、活动变少，进食高蛋白、高脂肪的食物较多，都是导致妈妈肥胖、身材变形的原因。母乳喂养可以把孕期储存在腹部和臀部的脂肪转化为乳汁，从而消耗大量脂肪和蛋白质，是有效的产后瘦身方法之一。而且，频繁的吸吮使泌乳素分泌增多，乳腺分泌乳汁和乳管收缩排出乳汁增多，从而可以减轻乳房胀痛的程度，缩短不适时间，有效预防乳汁淤积与乳腺炎。

　　4 哺乳还能改善乳腺疾病，减小妈妈日后患乳腺癌和卵巢癌的风险，降低绝经后骨质疏松的发病率。母乳喂养时间在6个月以下的女性是乳腺疾病的高发人群；而母乳喂养超过一年和多胎哺乳的女性，乳腺疾病的发病率会降低很多。曾经有位32岁的妈妈，怀孕前有明显的月经前乳房胀痛，B超显示乳腺小叶增生，经过1年高质量的哺乳后，复查B超再无异常。

　　5 哺乳是有效的生育调节方法，并可延迟更年期的到来。中医认为女性的气血上行化为乳汁，下行为经血。哺乳期气血大多上行化生乳汁，故怀孕的概率就降低了。而根据西医的理论，宝宝吃奶多，妈妈将分泌大量的泌乳素，也可导致怀孕概率降低。但仍建议妈妈们采取避孕措施避免非计划怀孕。

6 哺乳可避免出现产后抑郁。母乳喂养使得妈妈和宝宝之间发生更多的肢体接触，这种肢体接触不仅可以安抚妈妈的情绪，使妈妈享受哺育的快乐，还有利于建立母婴间亲密的感情，对亲子关系及日后宝宝心理、行为及智力发育有着深远的影响。

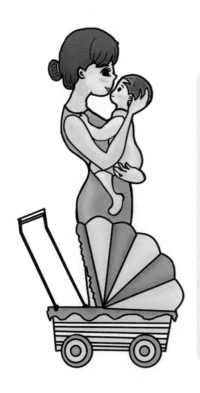

 小贴士

人工喂养是不能母乳喂养的情况下，万不得已采用的喂养方法。其具有配方乳或其他动物乳成分不利于宝宝吸收、利用，调配过程烦琐，乳品易在配制过程中污染等缺点。并且，使用奶嘴容易让宝宝产生乳头错觉等，使宝宝对妈妈的乳头失去兴趣，更加拒绝吸吮母乳。另外，关于全母乳喂养的宝宝多醒，不易"睡长觉"，不如奶粉喂养宝宝"壮实"的问题，我们将在本丛书"妈妈篇"《乳汁不足》中介绍。

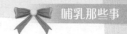

五、正确的哺乳姿势

妈妈们可以根据自己和宝宝的情况选择最适合的哺乳姿势，一般常用的哺乳姿势主要有以下几种：

1 摇篮式

摇篮式是常用的哺乳姿势。以左侧乳房哺乳为例，妈妈端坐在凳子上，宝宝平躺，头放在妈妈左臂肘窝处，嘴巴位置与妈妈的乳晕大致平行，胸、腹、膝盖都朝向妈妈，下臂（即右臂）环绕妈妈。喂奶时，不要让宝宝的鼻子埋在妈妈的乳房里，但也不能让宝宝的头和颈过度伸张，造成吸吮、吞咽困难。另一侧同法。

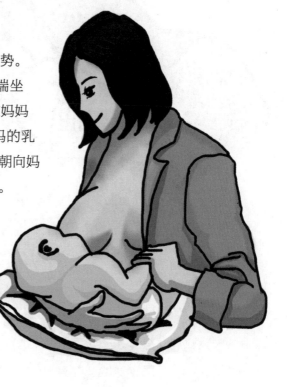

摇篮式

2 侧卧式

　　侧卧式尤其适合剖宫产术后或正常分娩后，因体力消耗巨大而需要休息的妈妈。以左侧乳房哺乳为例，妈妈左侧卧，用左臂抱着宝宝，让宝宝的嘴与妈妈左侧的乳房平行，注意不要压着宝宝的手臂。另一侧同法。

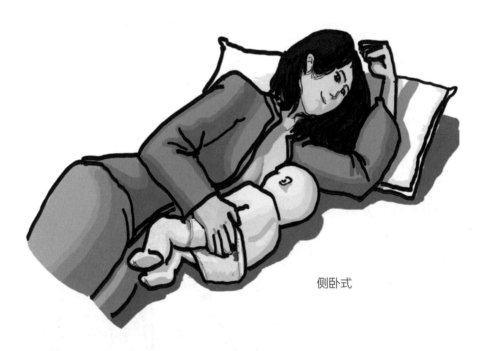

侧卧式

小贴士

　　侧卧哺乳时，要避免时间过长，防止对乳房的长时间挤压造成乳汁淤积或急性乳腺炎。尤其是夜间哺乳时，妈妈在喂完奶后要注意平躺休息。

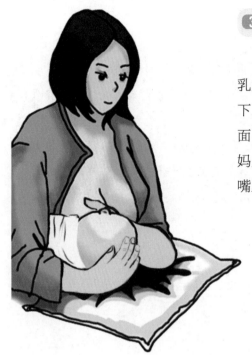

3 抱球式

抱球式适合宝宝体形较小、妈妈乳房较大者。方法是把宝宝抱在右臂下，右手托住宝宝的头和颈部，宝宝面向着妈妈，紧挨着妈妈的身体；妈妈用左手固定住右乳房，放进宝宝的嘴里，让他吸吮。另一侧同法。

抱球式

4 交叉式

交叉式适合非常小的宝宝、病儿或伤残儿。妈妈用乳房对侧的胳膊抱住宝宝，前臂托住宝宝身体，手在宝宝耳朵或更低一点的水平托住宝宝头部；可用枕头帮助托起宝宝身体，并用乳房同侧的手托起乳房帮助宝宝吸吮。

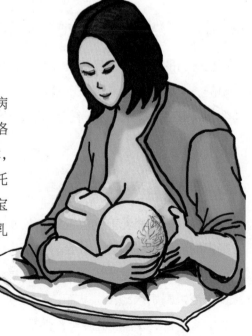

交叉式

小贴士

无论采用哪一种姿势哺乳，都要符合以下 4 个要点：①宝宝的头和身体呈一条直线；②宝宝的脸贴近乳房，鼻子对着乳头，利于将乳头含在口中；③宝宝的身体贴近妈妈，与妈妈面对面；④宝宝的头、颈部得到支撑。总之，哺乳时妈妈和宝宝都感到舒适的姿势就是好姿势。喂完奶后，为了防止宝宝吐奶，要将宝宝抱起，趴在妈妈的肩上，轻拍宝宝的后背，让宝宝打出奶嗝来。

六、哺乳注意事项

1 忌人工奶粉代替母乳或过早混合喂养

在前面的介绍中，我们反复强调，牛奶和配方奶粉是无法与人乳相提并论的。所以除非母乳实在不能满足宝宝的需要，或妈妈身患疾病不适合哺乳，或宝宝因身体原因不能吃母乳，否则不要过早或过量喂食人工奶粉。

2 忌哺乳前喂养

妈妈第一次哺乳前给宝宝喂食糖水或奶粉，称为哺乳前喂养。因奶嘴比妈妈的乳头容易吸吮，故会导致新生宝宝产生乳头错觉。且奶粉比母乳甜，常使宝宝不再爱吃妈妈的奶，容易造成母乳喂养失败。而宝宝吸吮的减少会使妈妈奶水减少，从而产生心理压力，形成失落感和挫败感，并容易诱发乳汁淤积或急性乳腺炎，甚至最后演变成乳汁不足。

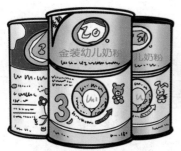
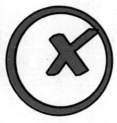

对于已经习惯使用奶瓶的宝宝，要尽快纠正为纯母乳喂养，长远看来，这对于妈妈和宝宝都有益处。

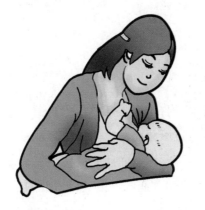
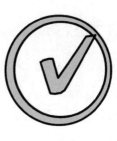

3 忌产后过度补养

过度的营养不仅不利于乳汁的分泌与排泄，还会导致乳汁黏稠淤滞，形成乳汁淤积，甚至急性乳腺炎。

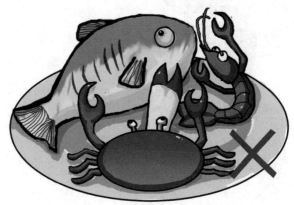

4 别轻易放弃哺乳

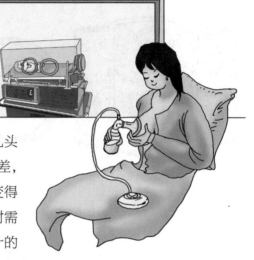

母乳是妈妈和宝宝之间的血脉纽带，母乳喂养的好处人尽皆知。但由于妈妈和宝宝双方面的原因，例如妈妈患急性乳腺炎、乳头内陷，低体重新生宝宝吸吮力差，产后母婴分离等，有时哺乳会变得非常痛苦或被迫暂时中断。此时需切记努力治疗疾病，并维持乳汁的正常产生和排泄，不要轻易放弃哺乳。

5 忌生气时哺乳

西医学认为，人在生气时，交感神经系统兴奋，大量去甲肾上腺素被释放，同时肾上腺髓质也过量分泌肾上腺素。这两种物质在人体内的过度增加会导致心跳加快、血管收缩、血压升高等症状，危害妈妈的健康，且产生"有毒"的乳汁。此时哺乳，"有毒"乳汁会被宝宝摄入，影响其心、肝、脾、肾等多脏器的功能，使宝宝的抗病能力下降、消化功能减退、生长发育迟缓，或变生他病。例如，有些妈妈情绪不稳定，母乳喂养后的宝宝就容易哭闹、烦躁，缺乏耐心。

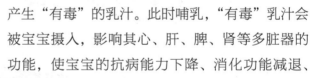

此外，情绪波动还会影响乳汁分泌。情绪如同控制乳汁排出的闸门，大怒可使闸门关闭，或导致乳汁停止分泌，或让已分泌的乳汁不能排出，影响哺乳。

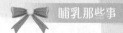

6 **患有某些严重疾病时最好停止哺乳**

如果妈妈们被诊断为严重的心、肾、肝脏疾病，或精神病、癫痫、红斑狼疮、恶性肿瘤、艾滋病、肺结核等疾病，则不宜继续母乳喂养了。否则，哺乳过程会增加妈妈的身体负担，造成病情恶化，或者使宝宝通过乳汁被传染疾病。

因病长期服药的妈妈，如服用抗肿瘤药物、胰岛素等，或做过胃切除、肠道手术，消化功能较弱者，坚持哺乳会增加妈妈的身体负担。此时应量力而行，根据自己的身体情况决定是否纯母乳喂养。

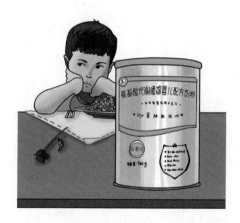

7 **有些宝宝是不适宜吃母乳的**

患有氨基酸代谢异常、苯丙酮尿症或乳糖不耐受综合征的宝宝，不适宜母乳喂养，要选择相应的特殊食品。

总之，有相当一部分妈妈，会因为各种各样的原因，在哺乳期内遭遇各种坎坷，如乳汁淤积、急性乳腺炎、乳汁不足、乳头内陷或扁平、乳头皲裂、产后抑郁等。但只要处理得当，不仅能让妈妈们少受疾病的折磨，也能够快速恢复并继续哺乳。我们希望妈妈们都可以顺利度过自己的哺乳期，尽情享受哺育宝宝的乐趣。

乳汁淤积

乳汁淤积是哺乳期常见的乳房异常情况，尤其现在的产妇产后普遍摄入油脂、蛋白过多，导致乳汁淤积的现象更容易发生。乳汁淤积表现为乳房内有肿块，肿块表面光滑，不移动，皮色不变，严重者也可见皮色红，按之肿痛难忍，皮肤不热或微热，与肿块相对应的乳孔处无乳汁排出等。

很多妈妈都有乳房肿胀的经历，严重时乳房质硬，毫无活动度，甚者会胀至腋窝，影响手臂活动，还伴有发热。此时要分清乳房肿胀是生理性的还是病理性的。

生理性乳房肿胀表现为乳房虽硬，但不痛，或隐痛，触摸时有块状物，但硬点均匀，哺乳或吸奶器吸出后，乳汁排空，乳房可变得松软，症状消失，这属于正常的乳房充盈现象。而病理性乳房肿胀则乳房疼痛明显，伴有局部硬块，或乳房皮肤变厚、变硬，乳头相对变短，宝宝吸吮困难，不易吸出乳汁。当乳房进一步肿胀，乳腺组织出现水肿，乳腺导管发生狭窄，乳房内的血液循环和淋巴回流受阻，乳房皮肤发亮、变硬，进而发热、剧痛，相对应的乳孔处根本不出奶，此时如不正确处理，将导致急性乳腺炎的发生。

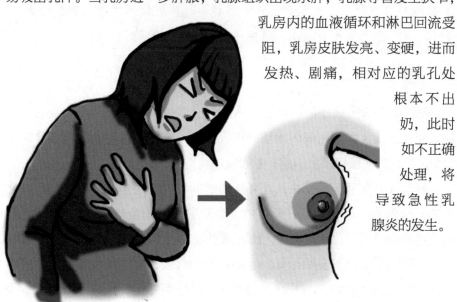

一、原因

中医学认为，乳汁的顺利产生和排出，依靠气血的充盈及运行的通畅。"气为血之帅，血为气之母"，气血运行不畅，则产生乳汁排出不畅、乳房疼痛等症状。

小贴士

"气为血之帅，血为气之母"，意思是气是人体的动力，血是产生这个动力的源泉。气与血，共同推动着身体内新陈代谢与能量的转化。人体要气血平衡，才能精神抖擞，百病不侵。

单纯的乳房胀痛多在产后 2~3 天出现。若妈妈们分娩后没有及时、有效地哺乳，或乳房短时间内大量分泌乳汁而不能及时排出，即可导致乳汁淤积，出现乳房胀痛及沉重感，甚者痛不可触。

妈妈过量食用膏粱厚味，使乳汁短时间内产生过多、排泄不及，或乳头先天性内陷、过小，乳头颈过短，会使宝宝不易含住乳头，吸吮不便，或吸奶器使用不当致乳头破损，或乳腺导管发育不良，或产后抑郁、焦虑、烦恼、恐惧不安等不良情绪抑制了泌乳素的释放，或乳房发生炎症导致输乳管变窄或完全堵塞，或乳房遭遇挤压、碰撞等外伤，或胸罩太紧等多种原因都会造成乳汁淤积。

小贴士

　　很多妈妈认为每次哺乳后如果不把乳房排空，就会造成乳腺炎。其实不然。过度刺激乳房，不但可能损伤乳腺组织，而且会导致乳汁产生越来越多，供大于求，进而诱发乳腺炎。回奶阶段，也有些妈妈会出现乳汁淤积，在本丛书"妈妈篇"《产后养护》中会详细介绍回奶的处理方法。

二、按摩疏通

　　保持良好的心态、充分休息、合理膳食、定时排乳，是避免乳汁淤积的最好方法。而排乳的最好方式就是通过宝宝吸吮或按摩疏通乳腺。通过前面的讲述，我们已经知道，在乳汁淤积的情况下，宝宝吸吮是有困难的，因此乳腺疏通按摩就成了最为有效的方法。

　　按摩疏通乳腺的原理是理气活血、舒筋通络，多采用点、按、揉、拿等基本手法。在实际应用时，需多种手法相互配合，通行经气以调节人体脏腑功能，达到促进组织器官新陈代谢、增强乳汁分泌的目的，以满足宝宝的需求。

1 作用原理及优势

　　（1）按摩使淤积的乳块变软，让阻塞的乳腺导管通畅，引导积聚的乳汁排泄出来。

　　（2）按摩还可以松解乳房的粘连状态，使乳房内部组织疏松，乳汁能顺利通过乳腺管汇集于乳窦处，便于宝宝吸吮。

（3）按摩能促进乳房局部毛细血管扩张，增加血管通透性，加快血流速度，改善局部的血液循环，增强产后的泌乳功能。

（4）避免了使用抗生素所致的乳块吸收差、影响哺乳等弊端，是一种绿色、无创伤的自然疗法，可操作性强，见效快，对妈妈和宝宝均无副作用。

（5）与传统的手掌蛮揉、梳子梳理、吸奶器等不同，由于手指与乳房的直接接触，能准确感知受阻乳腺管的位置及受阻程度，更利于彻底解决疾病困扰。

小贴士

在我国的很多综合性医院产科，乳腺疏通按摩已成为产后常规护理内容之一。但是，指导妈妈有效哺乳，帮助宝宝尽早吸吮乳头，才是我们最重要的任务。按摩的目的是救急，并避免进一步损伤。

2 常用穴位

云 门

所属经络： 手太阴肺经。

定位： 在胸前壁外上方，肩胛骨喙突上方，锁骨下窝凹陷处，距前正中线6寸。

主治： 咳嗽，气喘，胸痛，肩痛等。

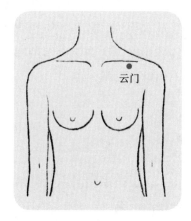
云门

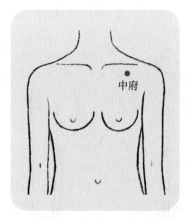

中 府

所属经络：手太阴肺经。

定位：在胸前壁外上方，云门下1寸，平第1肋间隙，距前正中线6寸。

主治：咳嗽，气喘，胸痛，肩背痛等。

天 池

所属经络：手厥阴心包经。

定位：在胸部，当第4肋间隙，乳头外1寸，前正中线旁开5寸。

主治：咳嗽，气喘，胸闷，胁肋胀痛，瘰疬，乳痈，乳汁少等。

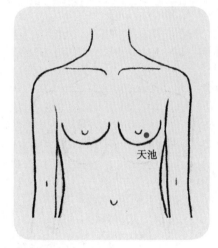

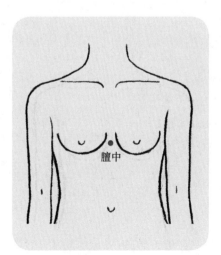

膻 中

所属经络：任脉。

定位：在胸部，当前正中线上，平第4肋间，两乳头连线的中点。

主治：胸闷，气短，胸痛，心悸，咳嗽，气喘，呃逆，呕吐，乳痈，乳汁少等。

膺　窗

所属经络：足阳明胃经。

定位：在胸部，当第3肋间隙，距前正中线4寸。

主治：咳嗽，哮喘，胸胁胀痛，乳痈等。

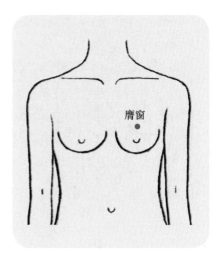

神　封

所属经络：足少阴肾经。

定位：在胸部，当第4肋间隙，前正中线旁开2寸。

主治：咳嗽，气喘，胸胁胀痛，呕吐，乳痈等。

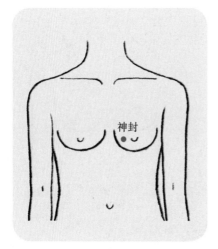

乳　中

所属经络：足阳明胃经。

定位：在胸部，当第4肋间隙，乳头中央，距前正中线4寸。

主治：咳嗽，咽喉肿痛，乳汁分泌不足等。

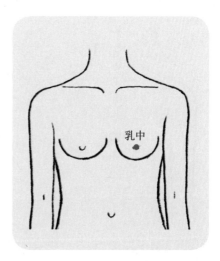

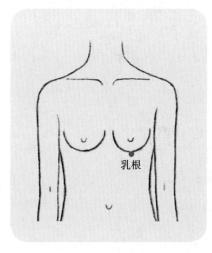

乳 根

所属经络：足阳明胃经。

定位：在胸部，当乳头直下，乳房根部，第5肋间隙，距前正中线4寸。

主治：咳嗽，哮喘，胸闷，胸痛，乳痈，乳汁少等。

中 脘

所属经络：任脉。

定位：在上腹部，前正中线上，当脐中上4寸。

主治：胃痛，呕吐，吞酸，腹胀，消化不良，泄泻，黄疸，咳喘痰多，癫痫，失眠等。

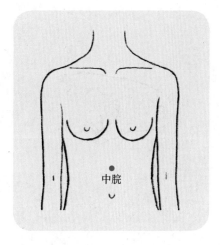

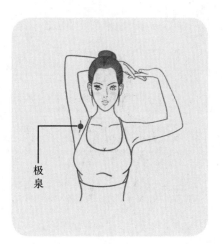

极 泉

所属经络：手少阴心经。

定位：上臂外展，在腋窝顶点，腋动脉搏动处。

主治：心痛，心悸，胸闷气短，胁肋疼痛，肩臂疼痛，上肢不遂，瘰疬等。

渊 腋

所属经络：足少阳胆经。

定位：在侧胸部，举臂，当腋中线上，腋下3寸，第4肋间隙中。

主治：胸满，胁痛，上肢痹痛等。

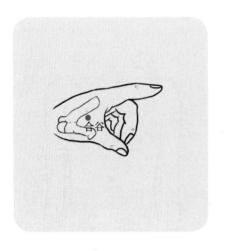

合 谷

所属经络：手阳明大肠经。

定位：在手背，第1、2掌骨间，当第2掌骨桡侧的中点处。

主治：头痛，牙痛，目赤肿痛，咽喉肿痛，鼻衄，耳聋，疖腮，口眼㖞斜，热病，无汗，多汗，经闭，腹痛，便秘，滞产，上肢疼痛、不遂等。

肩 井

所属经络：足少阳胆经。

定位：在肩上，前直乳中，当大椎穴与肩峰端连线的中点上。

主治：头痛，眩晕，颈项强痛，肩背疼痛，上肢不遂，瘰疬，难产，胞衣不下，乳痛，乳汁少等。

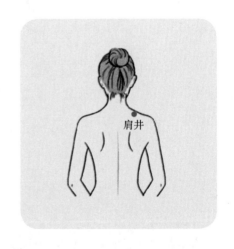

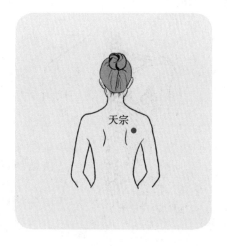

天　宗

所属经络: 手太阳小肠经。

定位: 在肩胛部,当冈下窝中央凹陷处,与第4胸椎相平。

主治: 肩胛疼痛,气喘,乳痛,乳腺增生等。

膈　俞

所属经络: 足太阳膀胱经。

定位: 在背部,当第7胸椎棘突下,后正中线旁开1.5寸处。

主治: 胃脘痛,呕吐,呃逆,饮食不下,便血,咳嗽,气喘,吐血,潮热,盗汗,瘾疹等。

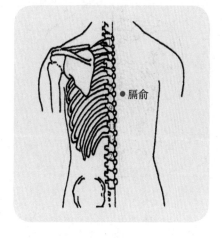

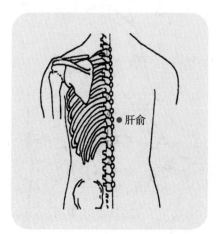

肝　俞

所属经络: 足太阳膀胱经。

定位: 在背部,当第9胸椎棘突下,旁开1.5寸。

主治: 黄疸,胁痛,脊背痛,目赤,目视不明,夜盲,吐血,衄血,眩晕,癫狂痫等。

脾 俞

所属经络： 足太阳膀胱经。

定位： 在背部，当第 11 胸椎棘突下，旁开 1.5 寸。

主治： 腹胀，呕吐，泄泻，痢疾，便血，纳呆，消化不良，水肿，黄疸，背痛等。

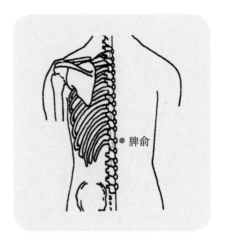

肾 俞

所属经络： 足太阳膀胱经。

定位： 在腰部，当第 2 腰椎棘突下，旁开 1.5 寸。

主治： 遗精，阳痿，月经不调，带下，遗尿，小便不利，水肿，耳鸣，耳聋，气喘，腰痛等。

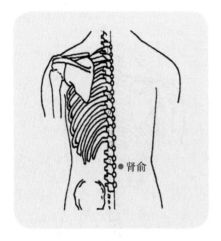

足三里

所属经络： 足阳明胃经。

定位： 在小腿前外侧，当犊鼻穴下 3 寸，距胫骨前缘一横指（中指）。

主治： 胃痛，呕吐，噎膈，腹胀，腹痛，肠鸣，消化不良，泄泻，便秘，痢疾，虚劳羸瘦，咳嗽气喘，心悸气短，头晕，失眠，癫狂，膝痛，下肢痿痹，脚气，水肿，乳痈等。

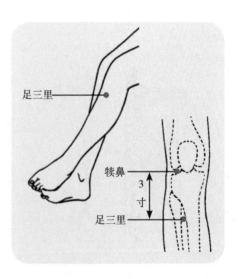

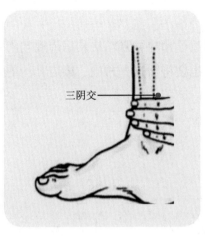

三阴交

三阴交

所属经络：足太阴脾经。

定位：在小腿内侧，当内踝尖上3寸，胫骨内侧缘后方。

主治：月经不调，崩漏，带下，阴挺，经闭，难产，产后血晕，恶露不尽，不孕，遗精，阳痿，阴茎痛，疝气，小便不利，遗尿，水肿，肠鸣，腹胀，泄泻，便秘，失眠，眩晕，下肢痿痹，脚气等。

太 冲

所属经络：足厥阴肝经。

定位：在足背侧，当第1跖骨间隙的后方凹陷处。

主治：头痛，眩晕，目赤肿痛，口眼㖞斜，咽喉肿痛，耳鸣耳聋，月经不调，崩漏，疝气，遗尿，癫痫，小儿惊风，中风，胁痛，郁闷，急躁易怒，下肢痿痹等。

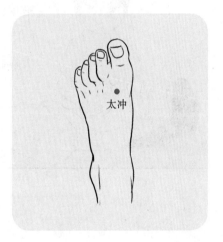

太冲

小贴士

中医认为，乳房位于胸中，为经络交会之处，乃"宗经之所"。其中足阳明胃经贯乳中；足厥阴肝经上贯膈，布胸胁，绕乳头；足少阴肾经从肾上贯肝膈，入肺中，其支脉入胸中；足太阴脾经，上膈，经于乳外侧；任脉行于两乳之间；冲脉挟脐上行，至胸中而散。故按摩常用穴位多求之于上述经络。

3 按摩方法

通过对乳房解剖结构的了解，我们知道了乳腺导管均从乳房外周向乳头方向汇聚，这就要求我们在按摩操作时也要符合这一方向，顺应乳汁的排泄通路。

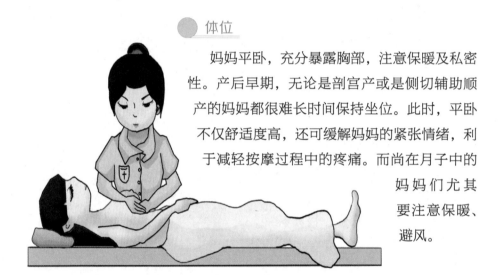

🔵 体位

妈妈平卧，充分暴露胸部，注意保暖及私密性。产后早期，无论是剖宫产或是侧切辅助顺产的妈妈都很难长时间保持坐位。此时，平卧不仅舒适度高，还可缓解妈妈的紧张情绪，利于减轻按摩过程中的疼痛。而尚在月子中的妈妈们尤其要注意保暖、避风。

🔵 物品准备

操作者要注意修剪指甲，不要佩戴首饰，以免划伤乳房皮肤。操作者坐于妈妈的患侧乳房旁，若两侧均有乳汁淤积，建议先按摩淤积较轻、活动度较好的一侧乳房。日常食用的香油是我们常常选用的按摩介质，也可以用按摩乳、抚触油、甘油等代替，甚至用一点从乳房中排出的乳汁涂抹，也具有润滑作用。

小贴士

香油，是从芝麻中提炼出来的，因其具有特别的香味，故称为香油，具有消炎、止痛的作用。芝麻，古时称为胡麻、油麻、巨胜、脂麻、乌麻、方茎，分为黑芝麻和白芝麻两种，食用以白芝麻为好，药用则以黑芝麻为良。

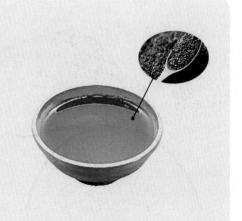

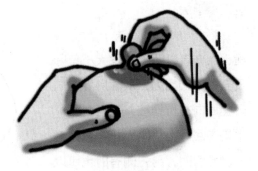

刺激乳头

操作者右手手心向上，食、中二指固定乳头根部，像端酒杯一样，并用拇指轻轻摩挲乳头表面，即乳中穴，约1分钟。

然后操作者将拇、食二指置于乳头根部，从各个方向做向上提拉乳头的动作，约10次，动作要轻柔，不可以用指甲掐乳头部皮肤，以免造成损伤。

经过对乳头1分钟左右的刺激，乳头开始变硬、挺立，可以看到乳腺反射性分泌乳汁，甚至另一侧乳头也能见到乳汁溢出。

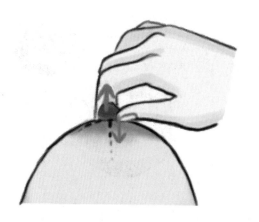

● 提按乳晕

以乳头为中心,想象在乳房上画一个"十"字,操作者将拇、食指对称放在"十"字纵向或横向的两端,对乳晕进行垂直方向的"按压－提拉"操作,时间约 1 分钟。

● 按摩乳房

点按膻中、乳根、中府等乳房四周穴位,以疏通乳房经络气血,并让妈妈放松心情,逐步适应按摩手法。

将香油均匀涂抹于乳房表面,操作者以两手手掌大小鱼际及五指柔和用力,从乳房外缘向乳头方向交替推按,直至有乳汁呈均匀线状喷射出为止。在按摩一侧乳房时,另一侧有时也可以见到乳汁溢出。

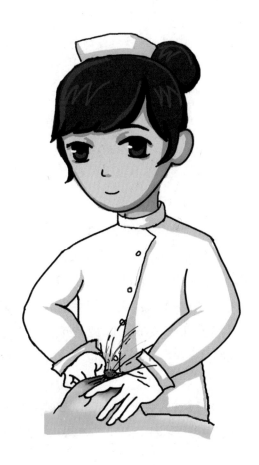

小贴士

按摩前要先触摸整个乳房，以初步了解乳房有无局部硬结及被操作者的疼痛耐受程度。当触及乳房内硬块时，要先按摩乳房较柔软、无硬块的部分，再以大小鱼际及五指用力，对硬块进行针对性拿、揉、推等操作，力量由轻渐重。

点按穴位

依次点按合谷、中脘、足三里、三阴交、太冲、膈俞、肝俞、脾俞、肾俞、天宗、肩井等穴，以调理气机，健脾益气。

一般单侧乳房按摩时间20~30分钟，按摩前如果用特定电磁波治疗仪（TDP）照射或温水毛巾热敷10~15分钟，效果会更好。有些乳汁淤积严重的妈妈在TDP照射时就会有奶水喷射而出。按摩结束后，妈妈会觉得乳房麻木，触之无疼痛感。对于顽固性包块，不可强求一次按摩就能完全消失。按摩后哺乳时可先在此方向推出乳汁，令宝宝吸吮，同时辅以推法，可使疗效倍增。宝宝吸吮时应含住乳头和大部分乳晕，避免损伤乳头。因宝宝饥饿时吸吮力最强，故可适当延长喂奶间隔时间，并先从发生堵塞的一侧乳房开始哺乳，往往能更有效地改善乳汁淤积。

乳腺疏通按摩的手法要求持久、有力、柔和、均匀、深透。可见，这是一门专业学科，并不是任意的非专业人员都可短时间内掌握并正确操作的。因此，特别提醒乳汁淤积严重的妈妈们，应当去正规医院接受乳腺疏通治疗，万不可相信非专业人员所谓的疗效承诺，以免延误或加重病情，给身体造成更严重的伤害。

三、中药调理

早发现、早治疗是防治乳汁淤积最关键的措施之一。除了乳腺疏通按摩之外，还有些中草药也可以帮助治疗乳汁淤积，如玉米须、漏芦、桑寄生、王不留行、通草、路路通等。

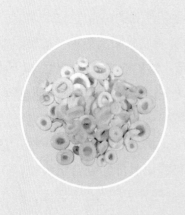

通　草

本品为五加科灌木植物通脱木的茎髓，主产于贵州、四川、云南等地，秋季采收，晒干，切片生用。

性味： 甘、淡，微寒。

归经： 肺、胃经。

功效： 清热利湿，通气下乳。

应用： 小便不利，淋沥涩痛，产后乳汁不下或不畅等。

用法用量： 水煎服，5~10 克。

玉米须

本品为禾本科一年生草本植物玉蜀黍的花柱及柱头，全国各地均有栽培，玉米上浆时即可采收，但常在秋后剥取玉米时收集，鲜用或晒干生用。

性味： 甘，平。

归经： 膀胱、肝、胆经。

功效： 利水消肿，利湿退黄。

应用： 水肿，小便不利，湿热黄疸，乳汁不通等。

用法用量： 水煎服，30~60克。

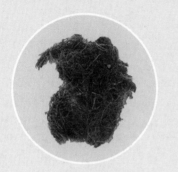

漏 芦

本品为菊科多年生草本植物祁州漏芦及蓝刺头（禹州漏芦）的根。祁州漏芦主产于东北、华北、西北；蓝刺头主产于河南、安徽、江苏、湖北等地。秋季采挖，除去残茎及须根，洗净，切片晒干。

性味： 苦，寒。

归经： 胃经。

功效： 清热解毒，消痈散结，通经下乳。

应用： 痈肿疮毒，乳痈肿痛，乳汁不下等。

用法用量： 水煎服，3~12克。

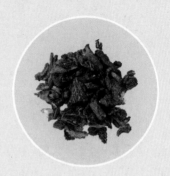

桑寄生

本品为桑寄生科常绿小灌木植物桑寄生和槲寄生的带叶茎枝。桑寄生主产于广东、广西等地，槲寄生主产于河北、辽宁、内蒙古、河南等地。冬季及次春采割，除去粗茎，切段，干燥或蒸后干燥，生用。

性味：苦、甘，平。

归经：肝、肾经。

功效：祛风湿，益肝肾，强筋骨，安胎。

应用：风湿痹痛，腰膝酸痛，胎漏下血，胎动不安，乳汁不下等。

用法用量：水煎服，10~15克。

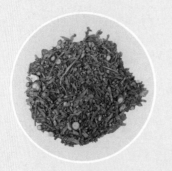

王不留行

本品为石竹科一年生或越年生草本植物麦蓝菜的成熟种子，全国各地均产，主产于江苏、河北、山东、东北等地。夏季果实成熟，果皮尚未开裂时采割植株，晒干，打下种子，除去杂质，生用或炒用。

性味：苦，平。

归经：肝、胃经。

功效：活血通经，下乳，消痈，利尿通淋。

应用：血瘀经闭，痛经，产后乳汁不下，乳痈，淋证等。

用法用量：水煎服，5~10克。

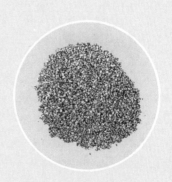

路路通

本品为金缕梅科落叶乔木枫香树的成熟果序，全国大部分地区均产，秋冬季节采集，晒干，生用。

性味：辛、苦，平。

归经：肝、胃、膀胱经。

功效：祛风通络，利水，下乳。

应用：风湿痹痛，四肢拘挛，水肿，小便不利，产后乳汁不通，乳房胀痛等。

用法用量：水煎服，5~10克；外用适量。

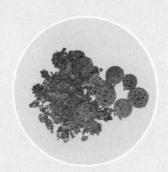

🤰 小贴士

穿山甲性味咸寒，有活血消癥、通经下乳、消肿排脓的功效，过去临床多用于治疗产后乳汁不下，痈肿疮毒等，故有"用穿山甲王不留，妇人服了乳长流"之说。但穿山甲是国家二级保护动物，2020年版《中国药典》中穿山甲未被继续收载，其药效也可被其他植物类药物代替，所以我们不建议妈妈们首先选择使用这味中药。

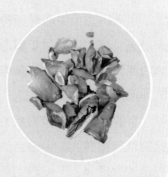

总之，仍然有一些妈妈，因为不能科学地喂养，或者根本不知道该如何喂养，或者虽然出现乳汁淤积的问题但轻视了后果，而出现了更严重的

乳房问题，如哺乳期急性乳腺炎，严重时甚至需要手术切开排脓。

下面我们就哺乳期急性乳腺炎的防治进行介绍。

四、预后

乳汁淤积经正确治疗后，常常即刻见效。但若未能及时采用正确的方法治疗，则会导致哺乳期急性乳腺炎、乳房变形等，甚至出现全身症状，影响妈妈和宝宝的身体健康。

五、日常养护

很多妈妈很关心乳腺疏通按摩的问题，不知道自己是否或何时需要按摩疏通。其实不必过于担心，因为只要顺应泌乳的自然规律，让宝宝尽早吸吮妈妈的乳房，让乳腺管保持畅通，就不会出现乳汁淤积了。即使出现乳汁淤积，只要尽早发现，及时排乳，也不容易变生他病。

有的妈妈在宝宝吸吮后仍然出现乳房肿胀、排流不畅、体温升高等，此时就应该通乳，用适当的按摩手法，配合饮食调节、喂奶姿势的纠正及充足的休息等。下面我们将从孕晚期讲起，从衣、食、住、行多方面详细介绍乳汁淤积的日常养护与防治措施。

❶ 孕晚期的乳房准备

为了产后顺利哺乳，防止发生乳汁淤积，始于孕晚期的乳房准备是非常必要的。

首先，要避免穿过紧的胸罩，要根据乳房大小的变化及时更换胸罩。胸罩面料不要选择化纤材质，避免对乳头的不良刺激，甚至引起子宫收缩。

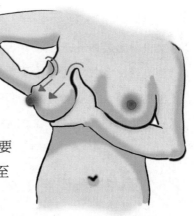

其次，在不影响宝宝健康的前提下，一般在怀孕7个月以后就要逐步进行乳房的按摩与护理，尤其是乳头的矫正。

乳头矫正方法：

（1）热毛巾清洗乳房或洗澡后，涂擦护肤霜或香油等，用手掌的侧面围绕乳房均匀按摩。

（2）用食指与中指捏住乳头向外轻轻拉扯，增强乳头的韧性，如果有乳头内陷等问题，也可同时纠正。

（3）两手虎口相对，握持乳房两侧，从乳房根部向乳头方向轻推，一侧结束再推另一侧。

（4）可以用吸奶器或自制空针吸引器吸引乳头4~6次，使乳头膨出。

🤱 **小贴士**

　　孕晚期的乳房护理与产后乳腺疏通按摩是不同的，手法要相对产后更轻，且按摩过程中要时刻关注身体变化。如果妈妈在自行按摩时出现宫缩，要暂时停止操作，防止宝宝在子宫内缺氧。关于内陷或扁平乳头的矫正方法，在本丛书"妈妈篇"《乳头异常》中有详细介绍。

② 产后早吸吮

　　现在提倡宝宝与妈妈母婴同室，方便妈妈随时哺乳，增加宝宝吸吮次数。宝宝的频繁吸吮可使妈妈的垂体泌乳素呈脉冲式释放，从而促进乳汁的产生；吸吮可促进垂体释放催产素，使乳腺腺泡周围肌上皮细胞收缩喷出乳汁，有利于乳房的健康和子宫的收缩。而对于月子中的宝宝，按需喂养可使宝宝得到最珍贵的初乳，其中的有益菌和抗体对宝宝肠道菌群及免疫系统的建立起着不可估量的作用。

　　有的新妈妈因为产后疲劳，或还未涨奶，或看到刚出生的宝宝正在睡觉等，便放弃让宝宝吸吮。一旦错过最佳时机，当大量乳汁涌出的时候，乳腺却还未完全畅通，就容易导致乳汁排泄不畅。越早吸吮、开奶，乳房胀痛就越不明显；吸吮、开奶太迟，乳汁就会积聚在乳房里，宝宝却吸不出来，从而产生乳汁淤积。我们经常会遇到没有早期吸吮的新妈妈，乳房胀得像石头一样，痛不欲生。我们把乳房比作一个

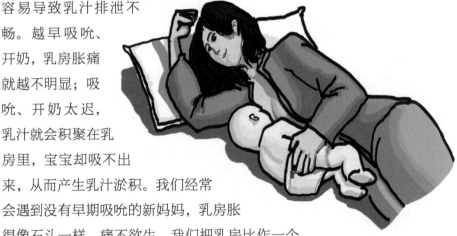

房间，乳头就是这个房间的门，当人们一个一个排队有秩序地走出房间时，即使人多也能快速走出；但如果人们一拥而上，就会都挤在门口，谁也出不去，甚至还会把门挤坏。

新妈妈们要知道，乳汁是被吸出来的，宝宝的吸吮会刺激妈妈的乳头神经，促进泌乳素的分泌，并动员起妈妈们在孕期就已储备好的能量，产生更多的乳汁。宝宝吸吮的同时，妈妈也要配合喝水，补充水分。但是，喝水也是有技巧的，后面我们会告诉大家该怎样正确、有效地补水。

小贴士

产妇的泌乳高峰期一般为产后 48~72 小时，顺产比剖宫产的妈妈要早一些。我们建议产后 30 分钟即与宝宝接触，令宝宝吸吮乳汁，从而可借助宝宝嘴巴来按摩乳晕，促进泌乳。现在，很多医院的助产士都能帮助产妇在离开产房前完成第一次母婴接触，这是很好的促进泌乳的手段。

3 "智能"乳房

乳房是个"智能"器官，会根据宝宝的吸吮需求来调节泌乳量，使供求尽量达到平衡。一般新生宝宝的哺乳时间为每侧乳房 5~15 分钟，因为母乳排乳反射至少 3 分钟，在 5 分钟内排空 75%，10 分钟内排空 90%。因此，总的喂奶时间最好不超过 30 分钟，时间过长会使新生宝宝养成吃奶缓慢的习惯，也不利于乳汁分泌。对于有些妈妈反映的宝

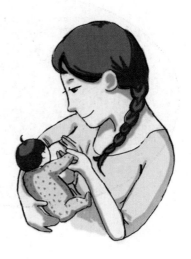

宝吃奶时间长，两次喂养间隔时间特别短，宝宝饿得快等问题，往往不是乳房分泌乳汁不足的问题，而是不良的喂养习惯导致的，其处理方法在本丛书"妈妈篇"《乳汁不足》中有详细介绍。

小贴士

妈妈们要记住，喂得越多，乳汁分泌就越多。相反，习惯于"攒奶"的妈妈们会发现，奶水是越攒越少哦，因为你正在模拟回奶的过程。

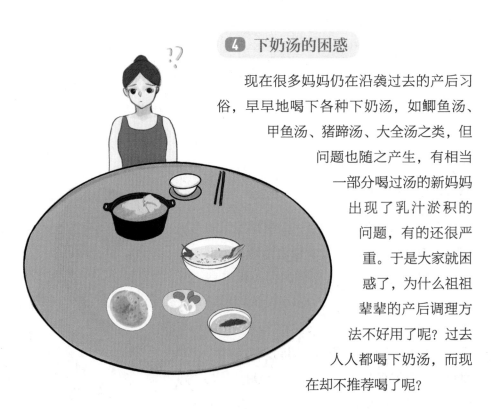

4 下奶汤的困惑

现在很多妈妈仍在沿袭过去的产后习俗，早早地喝下各种下奶汤，如鲫鱼汤、甲鱼汤、猪蹄汤、大全汤之类，但问题也随之产生，有相当一部分喝过汤的新妈妈出现了乳汁淤积的问题，有的还很严重。于是大家就困惑了，为什么祖祖辈辈的产后调理方法不好用了呢？过去人人都喝下奶汤，而现在却不推荐喝了呢？

道理其实很简单，因为现代人基本都营养过剩。现在人们几天摄入的"油水"（如鱼、虾、肉、蛋、奶等营养丰富的食物）可能比过去的人们1个月吃得都多。对妈妈们来说，单是怀孕期间的各种补养应对产奶的需求也绰绰有余，有的妈妈甚至怀孕期间每天食用海参、鲍鱼。而月子里如果再肆无忌惮地补，怎么能不出问题！中国人几千年来还是以吃粮食类的食物为主，我们的肠胃消化不了太多的高脂肪、高蛋白食物，这与欧美国家的人是大不相同的。

我们在治疗乳汁淤积的时候，清理出的乳汁往往很黏稠，甚至粘手，这也反映了产妇营养过剩的问题。所以产后补充营养并不是多多益善，下奶汤也一定要根据自身情况进行补充。大多数新妈妈不需要额外补充这些高能量的下奶汤，仅靠孕期积累的能量已经足够产后宝宝所需。如果新妈妈在乳腺导管还没疏通，或新生儿吸吮能力弱，或在母婴分离的情况下饮用下奶汤，大量分泌的乳汁就会淤积在乳房内，导致一系列的乳房问题，后果严重。

小贴士

当出现乳汁淤积时，就不得不用按摩手法将乳汁排出，但此时的乳汁比较黏稠，略带黄色，是非常珍贵的初乳，含有大量的抗体，可以让宝宝6个月内基本不患病。如果因为喝了不该喝的下奶汤，而不能将初乳喂给宝宝，实为可惜。

5 判断乳腺导管是否开放

很多新妈妈会问，乳腺导管什么时候会开？怎么知道自己的乳腺导管开没开呢？

乳腺导管的开放时间没法统一判定，每个人的情况都不一样。有的人刚生完孩子，乳腺管就开了，用手一捏乳头，就会有乳汁出来；有的人则要折腾很久，乳汁都堆积在乳房里面，乳房胀得跟石头一样硬，即使一直捏、揉刺激乳头也无法让乳腺导管开放，从而发生乳腺综合征。

还有一部分人，从孕期开始乳房就有分泌物，这就代表她的哺乳期会很顺利吗？其实不然。孕期乳房有分泌物说明乳腺导管已经提前开放。但如果生完孩子后盲目喝下奶汤，乳腺管一样会堵。

所以，尽早让宝宝吸奶，对宝宝和妈妈都好。无论一开始宝宝能不能吃饱，都要让宝宝在妈妈怀里感受温暖，体验吃奶的感觉。妈妈和宝宝的姿势要自然放松，妈妈坐着或躺着都可以，选择舒适的哺乳姿势即可。哺乳时妈妈可以身体稍微向后倾斜一些，这样更有利于乳房里的乳腺管被牵拉通畅。

对于月子中的宝宝，建议妈妈按需喂养，随饿随喂，不必严格限制间隔时间及次数。

小贴士

对于刚刚生产完的妈妈，仍然首先推荐卧位哺乳，因为保持长时间坐位，会增加手臂、腰椎的负重，容易使妈妈们产生关节疼痛的症状。尤其是有侧切或剖宫产刀口的妈妈，卧位舒适度更高。有的妈妈不习惯侧卧，可以倚靠床头而坐，在双膝上垫几层小褥子，把宝宝放在褥子上，与乳房高度相同，这样妈妈只需要用手轻轻揽住宝宝，就可以喂奶了。总之，要避免双手过度负重。

6 饮食原则

新妈妈们经历过怀孕、分娩过程，体力及体内营养物质被大量消耗，的确需要在产后及时补充，但这种补充要兼顾恢复体力及哺乳的双重需要，并同时照顾妈妈虚弱的消化系统，保证妈妈和宝宝的身体健康。

传统的月子餐，往往是终日饱食大鱼大肉，且基本卧床不动，导致新妈妈因大量的脂肪蓄积而发胖，而乳汁并未如预想的"量大质优"，其对乳房的恶劣影响，在前文中我们已经介绍过。现如今大多数人都属于营养过剩，即使偶有营养不良，乳汁质量也不会下降。因为当妈妈摄入营养不够时，乳房分泌乳汁会从妈妈体内其他部位汲取充足的营养，以保证乳汁质量。例如当妈妈摄入不足导致钙缺乏时，分泌乳汁就会从母体的骨骼和牙齿中汲取钙质。

我们建议哺乳期妈妈饮食原则如下：

（1）饮食清淡

在门诊上经常见到有的妈妈体型较肥胖，但主诉奶水很少或稀，而有些看上去很瘦的妈妈却奶水充足，可以把宝宝喂养得白白胖胖的。这是为什么呢？胖妈妈们显然已经营养过剩，可为什么会奶水不足呢？问题就出在过度补养上！

当今我们的饮食物中营养成分已经极大丰富，如果再过度补养，除了会让妈妈们体型变得肥胖，更严重的是使纤细的乳腺导管里蓄积过多的蛋白质、脂肪等，使乳腺导管变得更为狭窄，导致乳汁排流不畅，宝宝吃不饱，造成母乳不足的假象。我们要知道，孕期储备的能量已足够产后哺乳所用，而80%的乳腺炎和乳腺导管堵塞都是产后吃肉喝汤闹出来的。

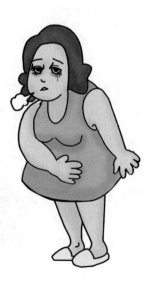

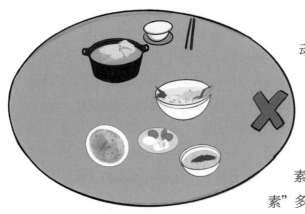

而且，现在人工饲养的动物常常食用含有激素、抗生素的饲料以及有残留农药的植物，或饮用被污染的水。所以，一般情况下，动物体内"毒素"比植物多，且这些"毒素"多数是脂溶性的，被动物吸收后难以通过洗涤清除干净。

因此，我们反复跟妈妈们强调，饮食一定要清淡，要管住自己的嘴巴。中国人吃五谷杂粮繁衍至今，肠胃无法吸收过多的肉食。蔬菜、新鲜水果等富含纤维的食物及米、面等碳水化合物因其易吸收、好消化的特点，更有利于提高乳汁的质量。如果哺乳期的妈妈想喝肉汤，一定把浮油去掉，并且喝了一两次没有催乳效果就不要喝了；喝后如发生乳汁淤积更不能再喝了。曾经有位新妈妈，刚刚产后4天，就发生了乳汁淤积，不仅排出的乳汁粘手，其宝宝两侧内眼角也有许多分泌物，说明这位妈妈没少进补。果不其然，一问之下，方知其4天时间里已先后喝过鲫鱼汤、甲鱼汤，今天计划喝猪蹄汤，家人还另准备了牛尾打算继续熬汤喝。

（2）适量摄入蛋白质

曾经有位新妈妈告诉我，她的婆婆要求她在月子里每天至少吃16个鸡蛋，认为只有这样才有利于妈妈的身体恢复和宝宝的健康。真是闻所未闻！鸡蛋营养丰富，的确非常适合产妇食用，但一定要适量。因为产妇产后体虚，消化能力自然也会下降，过度摄入蛋白质只会增加胃肠及肝肾的负担，并不利于身体恢复。每天1~2个鸡蛋就足够满足身体对蛋白质的需要。

（3）多喝豆浆

除了鸡蛋外，豆浆也可有效补充蛋白质，喝豆浆对妈妈和宝宝都是有益的。大豆中所含的大豆异黄酮有"植物雌激素"之称。每100克豆浆含蛋白质4.5克、脂肪1.8克、碳水化合物1.5克、磷4.5克、铁2.5克、钙2.5克，以及维生素、核黄素等。豆浆中的这些营养成分含量都比牛奶高，可以增加乳汁的分泌量。妈妈产后容易贫血，导致面色苍白惨淡，喝豆浆能改善贫血，让妈妈气色红润，好处多多。我们发现很多完全素食的妈妈并不会营养不良或乳汁分泌减少，宝宝也非常健康。分析原因，很大程度上是因为素食妈妈往往吃很多豆制品。

 小贴士

需要注意的是，豆浆尽量煮熟再喝，因为未熟的豆浆含有毒物质，会导致蛋白质代谢障碍，引起中毒症状。最好喝自己磨的豆浆，而且一次不要饮用太多，否则易引起蛋白质消化不良症，出现腹胀、腹泻等不适；不要空腹饮用豆浆，可同时搭配面包、糕点、馒头等淀粉类食品；磨好的豆浆可不必过滤豆渣，适当地摄入含有豆渣的豆浆，能增加粗纤维，促进肠道蠕动，帮助改善产后便秘。

（4）宜吃蔬果

水果和蔬菜含有丰富的维生素及植物蛋白，对产妇的身体恢复和泌乳有很大的帮助；其中所含粗纤维还可帮助通便。但吃水果有以下注意事项：不要吃太多偏寒凉性质的水果，如梨、西瓜等；可以在饭后或两餐间吃些水果，减轻消化道的负担；刚从冰箱拿出来冰凉的水果需放常温后再吃，或把水果切成块，用开水烫一下再吃；注意清洁，避免发生腹泻。

在临床上，我经常对病人们说，去买市场上最便宜的蔬果，因为它们都是"当季当地"的蔬菜水果，是顺应四时的产物。曾经有位宝妈，生下二胎后，一天吃了一整个榴梿，结果直到产后2个月，还时不时地出现口腔溃疡、便秘等上火症状，乳腺也常发生淤堵。可见，榴梿这种"热带果王"还是不宜过量食用，生活在北方的人们更要少食。

🧑 **小贴士**

在妈妈吃水果后，如果宝宝出现泡沫样腹泻，可能与水果寒凉有关。这时要暂时减少或停止水果的摄入，或者务必加热后再吃。应对哺乳期宝宝腹泻的方法，在本丛书"宝宝篇"《婴儿常见疾病的按摩调理》有详细介绍。

（5）适量吃盐

老人们常说月子里不要吃盐，这样产出的奶水才稠厚，易于宝宝成长。因此给新妈妈提供的各种食物均是清淡寡盐的，让新妈妈们食不知味，苦恼不已。其实产妇不吃盐的说法是不对的。缺少了盐分的摄入，不仅不利于妈妈体力的恢复，还会影响伤口的愈合。尤其是夏天，妈妈们大量出汗，随汗丢失的除了水分还有盐，若不能及时补充，有可能会导致电解质紊乱。因此，产妇应当适量摄入盐分，只是不可以过量。

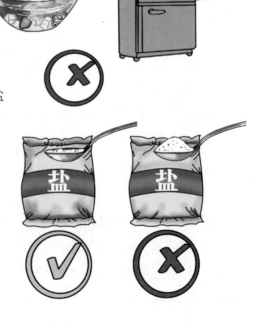

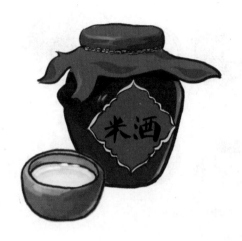

（6）适量饮酒

南方人通常习惯坐月子喝米酒，认为适量的米酒能促进血液循环。但这种习惯与地域有关，北方人就没有这种习惯。米酒可以喝，但注意一定要适量！过度饮用，或妈妈本身不胜酒力而强行饮用者，会造成宝宝嗜睡或烦躁，长此以往容易影响宝宝的智力发育。

（7）有些食物要忌口

忌生冷，包括性质寒凉及温度偏凉的食物，如凉拌菜、寒性蔬果不要吃。

忌辛辣温燥、容易上火之物，如大蒜、辣椒、胡椒、茴香等食物及香料。

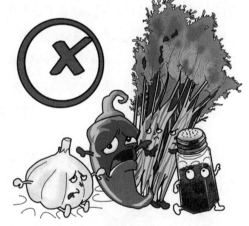

忌过量吃甜。摄入甜食过多会滋腻碍胃，化生痰湿。哺乳期妈妈吃得过甜，宝宝容易大便稀溏，喘气时还会听到喉咙里有痰鸣声。

忌吃太咸。哺乳期妈妈饮食过咸，会让宝宝上唇发白或脱皮，还会增加宝宝肾脏负担。所以我们在前面提倡的是适当吃盐，"适当"是关键所在。

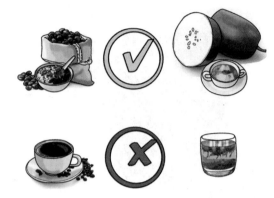

忌多吃雪蛤等补养之品。雪蛤内含有大量的雌激素，产妇大量食用会导致体内的雌激素大幅度提高，让乳房泌乳功能减弱甚至消失。

忌吃山楂、香椿、韭菜等可能回奶的食物。

忌喝浓茶、咖啡，宜喝红豆汤、冬瓜汤。浓茶中含有的鞣酸会影响乳腺的血液循环，使乳汁分泌减少；咖啡中的咖啡因还可通过乳汁进入宝宝体内，容易使宝宝发生肠痉挛和忽然无故啼哭现象。而红豆中丰富的铁质可增强抵抗力，促进乳汁的分泌；冬瓜有很好的利尿、消水肿的作用，冬瓜汤对新妈妈们产后复原有很好的效果。

不建议吃燕窝、海参。燕窝中的胶质纤维人体吸收不了，会造成乳汁黏稠，排流不畅。海参等高蛋白饮食也要控制，否则容易导致乳汁淤积，给哺乳埋下隐患。曾经有位妈妈听说怀孕期间吃燕窝可以让宝宝皮肤白嫩，因此坚持每天都吃一碗，直至生产。结果宝宝依然皮肤黝黑，而妈妈的乳汁却淤积在了乳房里，乳房胀痛不已。

忌吃巧克力。巧克力里所含的可可碱能伤害神经系统和心脏，使肌肉松弛，排尿量增加，并使宝宝消化不良、睡眠不稳、哭闹不停。

总之，清淡易消化、营养搭配均衡，是新妈妈产后饮食须秉持的不二法则。

7 关于喝水

我们刚刚已经告诉了各位妈妈，不要喝太多下奶汤，不要吃太多高蛋白、高脂肪、高热量的食物，否则就会使乳汁过于稠厚，不但影响宝宝的身体健康，还会导致乳腺导管堵塞，使乳汁淤积，难以排出，甚至变生他病。

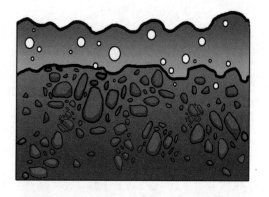

那么，产后该喝点什么呢？

水是生命之源，对于哺乳期的妈妈，喝水尤其重要。

关于产后要不要喝水、怎么喝水、喝多少水的问题，至今也是众说纷纭，莫衷一是。根据多年来在临床积累的治疗乳汁淤积及急性乳腺炎的经验，我们把产后喝水的问题总结如下：

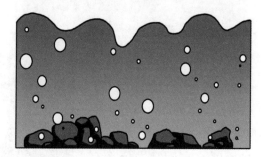

首先，产后不喝水肯定是不对的。

产后，新妈妈们会大量出汗，同时分泌乳汁也会使妈妈丢失水分，所以喝水是必需的。有的妈妈，尤其是乳汁排泄还不是很通畅的妈妈很担心喝水多了，乳汁会更多，乳房的胀痛会更严重。的确，饮水会增加乳汁的产生量，但不要忘了，此时产生的乳汁虽然量多，但却质地清稀，流动性强，不易淤积；而不喝水的妈妈，因为缺少水分，乳汁会很黏稠，流动性差，不易排出。就像河水一样，当河水干涸时，泥沙淤积，使河道看上去也很狭窄；而河水丰沛时，泥沙被水流冲走，河道就会变得相对宽阔了，通行能力自然变强。

其次，关于喝水的时间问题。

产后要尽早喝水，千万不要等到感觉口渴时才喝，因为口渴是身体严重缺水发出的信号。另外，妈妈在喂奶的过程中也要喝水。喂奶之前先准备好水，因为喂奶会消耗妈妈身体内的水分。喂奶过程中妈妈会口渴，可以边喂边喝水，及时补充，这样才有利于乳汁源源不断地流出。我建议哺乳期的妈妈们在家中的各个房间都放置一个水杯，保证随时随地都能喝上水。

小贴士

产后还有很多妈妈会喝些红糖水。这是可以的。红糖有活血化瘀的作用，可以帮助新妈妈们尽快排净恶露，完成子宫复旧。而且红糖在活血的同时还有补铁补血的作用，从而避免了因活血导致的贫血。因此，只要新妈妈血糖水平正常，就可以喝红糖水。但同样要注意量的把握，因为前面我们已经说过，妈妈和宝宝都不宜吃得过甜。

第三，怎么喝水。

水是最佳的零热量饮料，对于健康的哺乳期妈妈来说，每天至少要喝8杯水，即2000~3000毫升。但这么多的水该怎么喝呢？为什么有的妈妈喝那么多水仍然觉得口渴呢？问题就出在喝水的方式上。

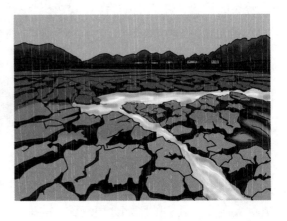

　　我们要求的喝水方式是少量多次，频频啜饮，要像品茶一样饮用温开水。理由很简单，就如一片龟裂的土地，如果短时间内下一场大雨，雨水就会变成水流，从地面流走，雨后地面依然干裂。只有持续一天绵绵细雨，才能使雨水渗透到土地深处，才能彻底解决土地的缺水问题。人体也是同样的道理！

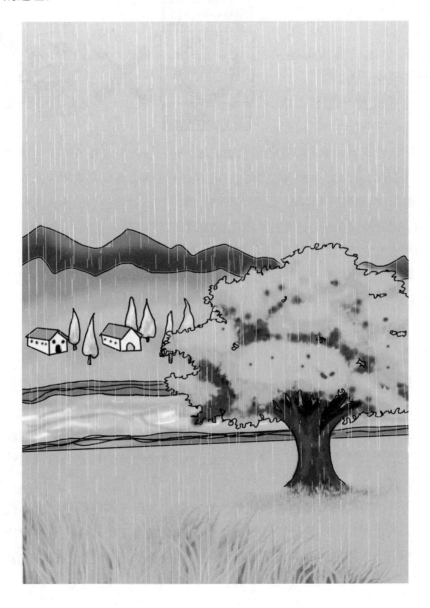

8 穿衣有讲究

很多哺乳期妈妈的乳汁淤积是由乳栓、乳垢堵塞引起的。因此，在乳腺疏通按摩时，我们常常可以在推出的乳汁中发现白色颗粒状或长条状硬物，这就是乳栓、乳垢。

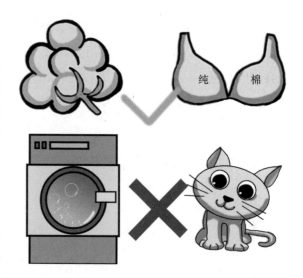

这些乳栓、乳垢，除了相当一部分是由我们前面提到的饮食不当导致的脂肪和蛋白质沉淀，还有一部分是由衣服上脱落的细小纤维引起。因此，女性平时穿衣一定要有所注意，尤其是胸罩。比如，不要在胸罩外面直接穿毛衣，否则毛衣的纤维等物质就会很容易进入乳房。建议贴身穿着纯棉衣服。还要注意不要把胸罩和其他衣物一起放在洗衣机里洗，因为洗衣机水流的轮转冲甩，会使其他衣物上的绒毛、线头等细小的纤维黏附在胸罩上。另外，常年饲养宠物狗、猫的妈妈们也应避免与它们的过度亲密接触，防止动物的毛发进入身体，为哺乳埋下隐患。

9 摒弃不良情绪

曾经有一位男宝的妈妈，产后奶水充足，除了喂养宝宝外，还把多余的奶水抽吸、储存起来。产后3个月的时间内，乳汁存了一冰箱，令无数妈妈羡慕。但是，某天她与家人激烈争吵后奶水竟然点滴全无，只能依靠冰箱里的存货喂养宝宝。这种情况我们在临床上经常会遇到，更甚者还出现了乳腺炎。

另外，有些妈妈即使乳汁充足，也总是认为自己的乳汁不足以喂饱宝宝，家人也对妈妈的乳汁持怀疑态度，纷纷要求添加奶粉。在这种焦虑情绪的作用下，妈妈原本充足的乳汁会变得越来越少，最终导致真正的乳汁不足。

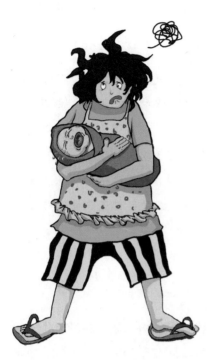

中医认为，不良的情绪会导致气滞血瘀。而乳汁是气血所化生的，气滞则乳汁不能正常化生与通行。西医认为，焦虑情绪所产生的激素会影响乳汁的正常分泌，造成恶性循环。而且，妈妈在生气时产生的乳汁往往含有一些不良成分，"毒奶"会严重影响宝宝的身体健康。所以当出现母乳分泌问题时，家人要及时宽慰妈妈，不要再施加心理压力；新妈妈自己也要学会调节心理，放松心情。而对于怀疑自己乳汁产量和质量的妈妈们，建议及时寻求医生的帮助，以确定乳汁的状况，不要无端烦恼，杞人忧天。

⑩ 注意睡眠姿势

建议哺乳期的妈妈睡觉时以平躺为主，尽量不要趴着睡，或长时间侧

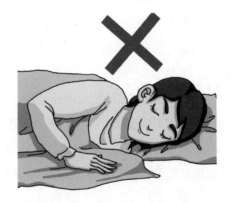

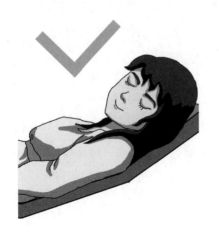

睡。尤其是乳汁分泌旺盛的妈妈们，在感到乳房胀满的时候，更要避免长时间对乳房的压迫，要注意侧睡与仰睡交替进行，防止挤压乳房引起乳汁淤积，甚至造成急性乳腺炎。

小贴士

　　在喂奶时，如果宝宝击打妈妈的乳房，要及时制止。妈妈可以轻轻拍打宝宝手、脚或屁股，并告诉宝宝这是错误的行为，宝宝是可以记住的。另外，因为乳房体内的乳腺体位于皮下浅筋膜的浅层和深层之间，而浅筋膜的深层与胸大肌筋膜浅层间有疏松组织连接，所以当上肢用力时，胸大肌随之收缩，相当于从乳房后壁用力击打乳房，有可能导致乳汁淤积。所以哺乳期的妈妈要尽量避免做铺床叠被、抱孩子、拎重物等上肢用力动作。

⓫ 尽早解决乳头、乳房结构问题

　　乳头内陷、乳房发育畸形、乳房手术病史等乳房问题，在哺乳期容易导致乳汁排出障碍。对于这些问题，建议妈妈们在孕期就及时处理，不要等到哺乳期再调整，往往为时已晚。

　　对于乳头的内陷或发育不良，妈妈们可从孕晚期开始，用手指轻轻地提拉乳头，按揉乳晕，并从乳房根部向乳头方向轻推。一般经过几个月的处理，乳头会挺立起来。如果经过处理，乳头仍然塌陷、平坦或凸出不满意，产后哺乳时就需要使用硅胶辅助奶头，以利于宝宝吸吮，且乳头状态会在吸吮过程中逐渐得到改善。有的妈妈乳头并没有明显内陷，但因为产后涨奶严重，使乳头颈相对变短，同样不利于宝宝含住乳头。此时，正确、及时地处理乳汁淤积，解决乳房肿胀的问题更为迫切。

小贴士

　　关于各种常见乳头疾病的防治方法，我们在本丛书"妈妈篇"《乳头异常》中有详细介绍。

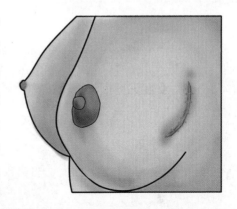

另外，现在妈妈们普遍生育年龄较之前推后了，高龄妈妈的身体素质普遍不如年轻妈妈。有很多高龄妈妈在生育前就已经乳腺增生，经常发生月经前乳房胀痛；有的妈妈还接受过乳房手术。这些病史不可避免的会对乳腺导管造成损伤，致使哺乳期易患疾病。对于发育畸形或经历过手术的乳房，我们一般都会告知妈妈们顺其自然，不必强求纯母乳喂养，但基本的乳腺疏通按摩仍然是可以进行的。按摩首先可以帮助把已经产生的、蓄积在乳房中难以排出的乳汁清理干净，其次也对乳房自身的健康状况有益。

小贴士

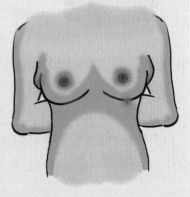

很多女性都有副乳，在腋下能摸到大小不定的肿块，平时没有任何不适。但随着孕期体内激素水平的改变，有些副乳会明显增大，有时还伴有色素沉着。如果产后出现乳汁排泄不畅，副乳也会出来"添乱"。有位产后3天发生乳汁淤积的妈妈，双侧腋下副乳胀痛到不可触摸，不得不保持双臂外展姿势睡了一夜，丝毫不敢变换体位，苦不堪言。因此对于有明显副乳的妈妈们，尤其要保证乳腺外上象限的排乳通畅，避免副乳部位乳汁淤积。

12 对"太平公主"的误解

有些女性乳房很小，常被称为"太平公主"，当这些女性准备生育时，哺乳就成了让她们最担心的问题。"太平公主"们能有足够的奶水喂养宝宝吗？在介绍乳房的解剖结构时，我们提到，乳汁的有无与乳房的大小没有必然的联系。俗话说："包子有肉不在褶上。"母乳是否充足，主要是看乳腺导管的发育状况，以及是否通畅。所以，即使是很小的乳房，只要乳腺导管发育成熟，且通畅度好，实现全母乳喂养是百分之百没问题的。但是，乳房小，同时乳腺导管发育也不完全的妈妈，乳汁分泌的确会受影响。

临床上我曾经遇到过一位模特妈妈，拥有平坦的乳房，但是乳汁却非常充足；而另一位乳房平坦的妈妈，在使用各种方法催乳的情况下，哺乳到 2 个多月，就彻底没有乳汁了，最后只能选择人工喂养宝宝。细问之下，被告知她的妈妈和姐姐也都是类似情况。临床还有个有趣的现象，有些妈妈胸前可见清晰的血管分布，像"蜘蛛侠"一样，这样的妈妈往往乳汁分泌旺盛。

13 吸奶器问题

吸奶器是产后妈妈常备的辅助工具。当妈妈乳汁分泌过多，或因为一些原因不能直接母乳喂养时，例如宝宝早产进入新生儿监护病房，导致母婴分离时，便可用吸奶器将奶水吸出来，以避免妈妈发生乳汁淤积。抽吸出的乳汁也可以妥善保存后供宝宝食用。

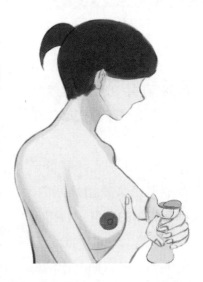

但吸奶器并非完美的工具。同时经历过宝宝吸吮及吸奶器泵奶的妈妈会有体会，宝宝吸吮时，嘴唇会先推按乳晕，然后才是回抽，妈妈的乳房会非常舒服；而用吸奶器时，却不可能做到对乳晕的推按，只是一味抽吸，很多妈妈的乳头都被吸奶器损伤过。曾经有位妈妈在使用吸奶器后，乳头处长出一个巨大的水泡，完全覆盖整个乳头，严重影响宝宝吸吮。

当乳腺导管非常通畅的时候，吸奶器会非常顺畅地吸出乳汁，而当发生乳汁淤积或乳腺炎，乳腺导管堵塞时，吸奶器就不能发挥作用了。此时淤积的乳汁需要及时有效排出，吸奶器反而一滴都吸不出来。所以，我们常说，无论多么高级的吸奶器，都只能锦上添花，而不能雪中送炭。妈妈们不能过分依赖吸奶器，必须使用时，时间也不宜过长。

🤱 小贴士

用吸奶器时，有时吸出的奶水会掺杂有少量的血色，这往往是吸奶器力量太大，使乳腺小血管损伤导致的。这种情况并无大碍，不影响宝宝吃奶。但是要适当减小吸奶器的吸力，避免继续损伤。关于吸奶器的选购和使用方法，在"妈妈篇"《产后养护》中有详细介绍。

14 乳汁的保存

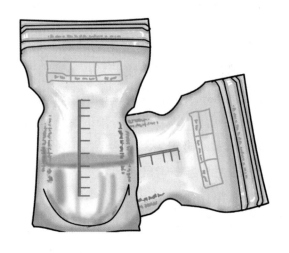

当母婴分离必须使用吸奶器时，吸出的乳汁如何保存就成了我们必须要了解的内容。

抽吸出的乳汁要置于专业储奶袋或储奶瓶内，排尽其中的空气，封闭保存。如果 12 小时内会给宝宝喂养，可将抽吸出的母乳置于冰箱冷藏室，否则应置于冷冻室内保存，并贴标签记录储存时间。

 小贴士

研究表明，4℃冷藏室内，母乳可保存 1 周左右，但由于我们家庭日常生活中会反复开关冰箱门，导致温度不稳定，冷藏室很难保证维持在 4℃水平，所以建议抽吸出的母乳置于冷藏室内不要超过 12 小时，以防变质。

冰箱冷冻室的温度则较恒定，将母乳冷冻 3~6 个月问题不大，只是最好有计划地解冻母乳。在给宝宝喂养前，要先将储奶袋置于冷藏室内，待其变成液体，再用温水温热。待到温度适宜，再去除储奶袋的封条，将温热后的母乳倒入奶瓶中喂养宝宝。

温热冷冻母乳的过程不宜过快，否则会出现层析和腥味，注意在母乳抽吸、保存、复温的过程中保持清洁。

冷冻母乳只能解冻一次，所以每个冷冻母乳的包装单位不要太大。在 150 毫升左右比较合适，且间隔 6 小时以上收集的乳汁不要放在一起。

小贴士

乳汁的保存环境与时间

场所和温度	时间
25℃的房间	4 小时
15℃的冰盒内	24 小时
4℃冰箱内	1 周左右
−5℃ ~15℃的冷冻室	3~6 月
−20℃低温冷冻	6~12 月

一般不建议妈妈过量储存乳汁，原因如下：

第一，乳房是"智能器官"，当乳房感知到自己被需求时，它就会加大产量。但是乳房无法分清楚这种"被需求"是被宝宝直接需求，还是妈妈的储存需求，所以，如果过量吸奶进行储存，乳汁产量会与宝宝的胃口难以匹配。当乳房中停留大量的乳汁时，就容易引发乳汁淤积或急性乳腺炎。

第二，我们给宝宝购买奶粉时，会按宝宝的月龄选择不同阶段的奶粉，因为其中的营养成分不同。同理，为了适应宝宝不同月龄身体发育的需要，妈妈的乳汁成分也是在不断变化的。例如，妈妈们储存产后 2 个月的母乳，用以喂养 8 月龄的宝宝，此时的母乳成分对宝宝成长来说是不太合适的。

而且，很多解冻过的乳汁味道会改变，有些宝宝会拒绝进食。

15 哺乳与月经

哺乳期的妈妈往往是没有月经的，但也有些妈妈产后 1 个月就有月经。于是这些妈妈会疑惑，来了月经还能喂奶吗？来月经后产生的乳汁对宝宝的健康是不是有害？

中医学认为，母乳是由气血所化生，气血上行化为乳汁，下行变成经血。人的气血有限，所以经期时乳汁的确会少些。但经期过去后乳汁又会多起来，并且月经期间的乳汁也不会缺少营养，妈妈们完全无须担忧。

16 乳房变形与哺乳本身无关

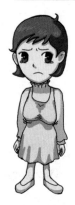

很多妈妈担心哺乳后乳房下垂、变形等。事实上，我们发现很多妈妈哺乳后并没有出现这种乳房外观的巨大变化。乳房变形除了与遗传等因素密切相关外，还与哺乳姿势、吸奶器使用是否正确等诸多哺乳期注意事项有关。关于乳房外形的维护，我们在"妈妈篇"《产后养护》一书有介绍。

🤱 小贴士

前面提到，妈妈们要按时哺乳，不必攒奶。除了乳房是"智慧器官"，使用越多，产量越高的原因，还因为长时间保持乳房胀满，会导致日后乳房下垂等乳房形状的改变。就好比我们给气球充气，1小时后放气，如此反复，气球的弹性会一直是好的；但是如果给气球充气后1周再放气，那么气球可能就变得皱褶、没有弹性了。同样，当乳房组织失去了弹性，又没了乳汁的充盈，自然容易下垂了。

如果妈妈们能够严格按照上述的方法，科学饮食与哺乳，大部分乳汁淤积都是可以避免的。即使发生了，也是很容易痊愈的，不会影响妈妈和宝宝的身体健康。

哺乳期急性乳腺炎

乳腺炎是哺乳过程中最易发生的疾病。它往往来势凶猛，有时半小时内体温就能升高到 38.5℃以上，并且伴随乳房的剧烈疼痛。一方面，身体的极度不适会对哺乳期妈妈的生理和心理都造成很大的负面影响；另一方面，妈妈们还要担心能不能继续哺乳，宝宝的饮食该怎么办。

这时，妈妈们常常会首先去乳腺外科就诊，但乳腺 B 超检查报告一般都提示乳腺硬块"符合哺乳期影像，高度怀疑是乳汁"。这使外科医生也手足无措，往往只能给予抗生素等药物治疗，甚至告知妈妈们待化脓后再来手术。其实，哺乳期急性乳腺炎如果处理及时，方法得当，症状很快就能消失。但有的妈妈不把乳腺炎当回事，或者怕耽误宝宝吃奶，发热也不用药，最终会错过最佳治疗期，形成脓肿，结果只能手术切开。不仅自己受罪，也无法继续母乳喂养，后果严重。

要想及时、有效地防治哺乳期急性乳腺炎，防止其变生他病，就要系统了解乳腺炎防治的相关知识，对照处理。

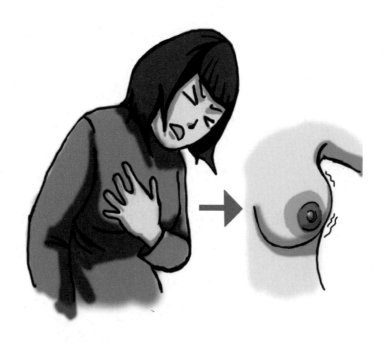

乳腺炎分为急性乳腺炎、慢性乳腺炎、细菌感染性乳腺炎和乳汁淤积性乳腺炎等。它是金黄色葡萄球菌或铜绿假单胞菌感染引起的一种疾病。一般会发热，但也有极少数免疫力低下的人不出现发热症状，在产后的各个时期都有可能患病。

急性乳腺炎是乳腺的急性化脓性病症，一般为金黄色葡萄球菌感染所致，多见于初产妇。细菌可自乳头破损或皲裂处侵入，亦可直接侵入乳管，进而扩散至乳腺实质。一般来讲，哺乳期急性乳腺炎病程较短，预后良好，但若治疗不当，也会使病程迁延，甚至引起全身化脓性感染。

中医称本病为"乳痈"。发于妊娠期的称"内吹乳痈"，发于哺乳期的称"外吹乳痈"。中医认为，本病与足阳明胃经和足厥阴肝经关系密切，因为足阳明胃经直接经过乳房，足厥阴肝经至乳下，贯乳房。凡忧思恼怒、肝郁化火，或恣食辛辣厚味、湿热蕴结胃络，或乳房不洁、火热邪毒内侵等，均可导致乳络闭阻，郁而化热，积脓成痈。

按照本病发生的时间及临床表现，我们把哺乳期急性乳腺炎分为初期（气滞热壅）、成脓期（热毒炽盛）和溃脓期（正虚邪恋）3个阶段。下面介绍的乳腺疏通按摩方法主要适用于初期患者。

小贴士

通过有效的按摩手法，配合日常生活中的调护，可使急性乳腺炎在初期治愈，避免进一步发展、恶化。

一、原因

❶ 乳汁淤积

乳汁是富含各种营养物质的液体，是有利于细菌生长繁殖的良好"培养基"。前面提到的诸多导致乳汁淤积的原因，都会成为哺乳期急性乳腺炎的病因，比如：乳头或乳房结构缺陷，且未能及时矫正，使宝宝含接、吸吮困难；乳汁产生过多，但宝宝胃口小，而妈妈又未及时将乳房内多余乳汁排空；由乳腺导管自身炎症、肿瘤、外在压迫、乳房手术史、胸罩脱落纤维堵塞等导致的乳腺不通；过早食用下奶汤等。另外，初产妇的乳汁中含有较多的脱落上皮细胞和组织碎屑，更易发生堵塞。

❷ 细菌入侵

哺乳期急性乳腺炎的致病菌以金黄色葡萄球菌最常见。乳汁淤积是本病发生的内因，而细菌入侵则是诱发本病的直接外界因素，外因总是通过内因起作用。若宝宝经常含着乳头入睡，而妈妈的乳头恰巧有皮肤破损时，细菌则可能沿乳腺导管入侵并造成感染，继而扩散至乳腺间质，引起化脓性感染。此外，产妇个人卫生差、发生乳汁淤积时让家人帮助吸吮等行为，均可给细菌入侵创造机会。

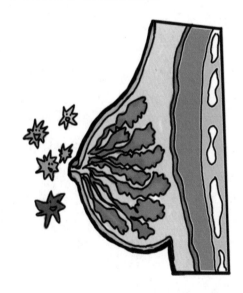

二、表现

1 初期（气滞热壅）

　　乳房胀满、疼痛，哺乳时尤甚，乳汁排出不畅，乳房结块或有或无，乳房局部皮肤微红；全身症状可不明显，或伴发热、口渴、食欲欠佳、胸闷烦躁，舌苔黄厚，脉数等。

2 成脓期（热毒炽盛）

　　乳房局部变硬，肿块逐渐增大，皮肤灼热焮红，触痛明显，持续性、波动性疼痛加剧；伴有明显的全身症状，如高热、寒战、口渴、全身无力、大便秘结、小便短赤，舌红苔黄腻，脉洪数等。

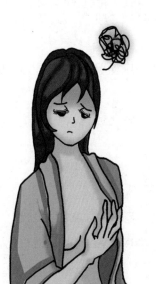

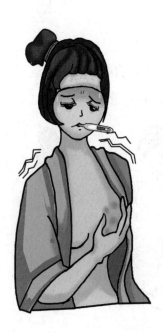

③ 溃脓期（正虚邪恋）

前期处理不当，可在1周左右形成脓肿，出现乳房搏动性疼痛，局部皮肤红肿，皮肤温度高，常伴全身乏力、面色少华、食欲不振，舌淡苔薄，脉弱无力等。

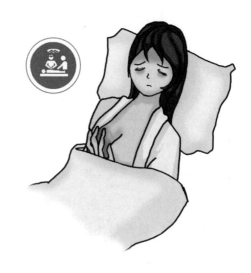

此时往往需要外科处理，属于哺乳期急性乳腺炎较严重的阶段。若经切开或自行破溃出脓后，寒热渐退，脓消痛减，创口渐愈合，则疾病痊愈。若脓肿破溃后形成瘘管，或脓流不畅，肿势和疼痛不减，病灶可能波及其他经络或部位，形成"传囊乳痈"。

三、检验与检查

对于患有哺乳期急性乳腺炎的妈妈，某些临床检验和检查是必要的，比如血常规、乳腺B超等。

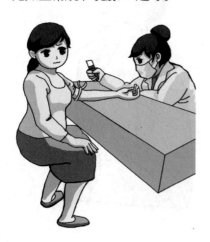

① 血常规

乳腺炎妈妈血液中白细胞，尤其是中性粒细胞会增多。若有化脓，可行局麻下穿刺，对脓液进行检查。

2 乳腺超声

对乳房包块进行超声检查，了解包块内乳汁、脓肿或其他情况，可以帮助诊断。

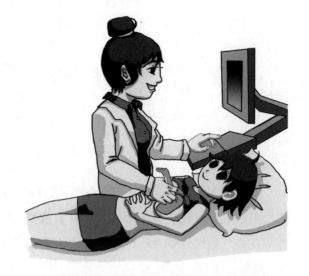

小贴士

超声检查经常会得出"怀疑为乳汁"的结论，有的妈妈会觉得这不是个肯定的结论，感觉检查白做了。其实不然。通常，我会建议妈妈们做乳腺超声检查双侧乳腺及腋窝淋巴结，目的是排除其他容易导致乳房包块的占位性疾病，以免耽误乳腺其他疾病的治疗。当乳腺超声未发现其他疾病时，再进行按摩疏通，对妈妈们的身体健康更有保障。

四、按摩疏通

早期防治，是哺乳期急性乳腺炎的治疗原则，既可保护宝宝的粮仓，又避免损伤女性之美。

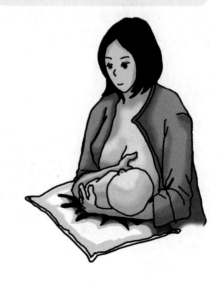

患轻度乳腺炎的妈妈往往发热不严重，痛感不明显，肿块不大，这时只要多喝水，并多让宝宝吸吮，不吃油腻食物，常常可以自愈。

当上面的方法不奏效时，还可以尝试对乳腺进行按摩疏通，排空被细菌污染的乳汁。

1 按摩方法

哺乳期急性乳腺炎的按摩手法与乳汁淤积的按摩手法相似，包括对妈妈乳头、乳晕、乳房体的摩挲、按揉、推挤，及对全身相关穴位的刺激等。不同的是，急性乳腺炎的按摩手法还要重点加强对肿块局部的手法操作。

● 揉、拿、振荡

以大小鱼际及五指用力，着重拿、揉乳房硬块。仍要注意操作方向，要从乳房根部向乳头方向呈辐辏样按摩，直到从硬块所在之处到乳腺导管开口方向，乳汁呈均匀线状喷射出，硬块变小或消失，乳房疼痛减轻为止。

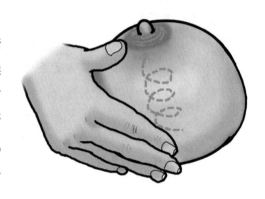

2 注意事项

（1）避免强力挤压

乳房内部有很多细小的乳腺管，强力挤压可能会使乳房内部软组织受到挫伤，或引起乳腺增生、乳腺炎，加重乳房肿块等。长时间受外力挤压后，乳房外形还会改变，出现乳房下垂。

小贴士

　　我们再次强调，按摩手法要求持久、有力、柔和、均匀、深透，力量要深至内部包块，而不伤及乳房皮肤。

（2）避免用力压迫乳房外侧

　　乳房的外侧残留奶水比较多，是乳房感染等疾病的多发地带，如果手掌用力地压迫，常常会加重组织的损伤。

小贴士

　　我们提醒妈妈们尽量避免长时间侧卧或上肢用力，其实也是为了避免对乳房的外力压迫。

（3）谨慎对待热敷

　　如果奶水量比较少，可用热毛巾对乳房热敷，以促进泌乳。但在乳房严重胀痛或乳腺管尚未通畅时进行热敷，反而会加重病情。如热敷后不能及时排空乳汁，在热胀冷缩作用下，乳房胀痛会明显加重。

　　关于热敷或冷敷的争论，各执己见，这让妈妈们无所适从。如果不能有效排空乳房，我建议既不要热敷，也不要冷敷。因为乳汁是最好的细菌培养基，乳房热敷后，细菌繁殖的速度更快，肿块更大，脓肿也更易形成。而且，热胀冷缩后，乳腺包块可能更硬。冷敷则常常会让妈妈产生冰凉不适感，不易配合。

小贴士

　　对于肿块较大、病程较长的妈妈，不必强求一次治愈，以免刺激量过大导致妈妈身体难以耐受，诱发其他疾病。

五、中药调理

当急性乳腺炎发热持续不退时，建议配合口服有清热解毒功效的中药，汤、丸、散、片剂都可以，服药期间不影响哺乳。比如可去药店买蒲公英，每天60克煮水喝，每日3~4次，效果很好。蒲公英、紫花地丁、板蓝根、黄芩等中药也可以配方使用。

蒲公英

本品为菊科多年生草本植物蒲公英及其多种同属植物的带根全草，全国各地均有分布，夏、秋两季采收，洗净晒干，鲜用或生用。

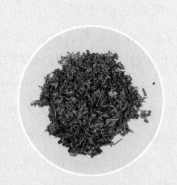

性味： 苦、甘，寒。

归经： 肝、胃经。

功效： 清热解毒，消痈散结，利湿通淋。

应用： 痈肿疔毒，乳痈，内痈，热淋涩痛，湿热黄疸，目赤肿痛等。

用法用量： 水煎服，10~30克；外用适量。

紫花地丁

　　本品为堇菜科多年生草本植物紫花地丁的带根全草，产于我国长江下游至南部各省，夏季果实成熟时采收，洗净鲜用或晒干，切段生用。

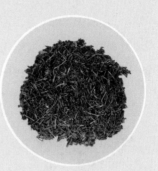

　　性味：苦、辛，寒。

　　归经：心、肝经。

　　功效：清热解毒，消痈散结。

　　应用：痈肿疔疮，乳痈，肠痈，丹毒肿痛，蛇毒咬伤，目赤肿痛等。

　　用法用量：水煎服，15~30克；外用适量。

板蓝根

　　来品为十字花科植物菘蓝的根，或爵床科植物马蓝的根茎及根，秋季采挖，除去泥沙，晒干。

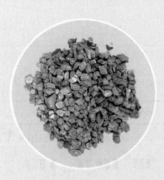

　　性味：苦，寒。

　　归经：心、胃经。

　　功效：清热解毒，凉血利咽。

　　应用：发热，头痛，喉痛，温毒发斑，痄腮，痈肿疮毒，丹毒，大头瘟疫等。

　　用法用量：水煎服，10~15克。

黄 芩

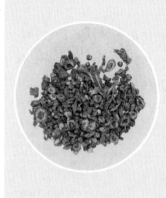

本品为唇形科多年生草本植物黄芩的根，主产于河北、山西、内蒙古、河南及陕西等地，春、秋两季采挖，蒸透或开水润透切片，生用，酒炙或炒炭用。

性味：苦，寒。

归经：肺、胃、胆、大肠经。

功效：清热燥湿，泻火解毒，凉血止血，除热安胎。

应用：湿温暑湿，湿热痞闷，黄疸泻痢，肺热咳嗽，热病烦渴，痈肿疮毒，咽喉肿痛，血热吐衄，胎热不安等。

用法用量：水煎服，3~10 克。

小贴士

黄芩苦寒伤胃，脾胃虚寒的妈妈不宜使用。

对采取各种措施后仍然顽固高热者，还可以适当使用抗生素治疗。血常规中白细胞计数的正常范围是（4~10）×10^9/L。如果超过这一范围，尤其是中性粒细胞升高，就提示有细菌感染。这时除了要把被细菌污染的乳汁清理出去，还可适量使用青霉素、头孢菌素等抗生素，并遵医嘱暂停哺乳。

化验单

代号	项目名称	结果
WBC	白细胞计数	12.97×10^9/L ↑

小贴士

妈妈们应当早发现、有效治疗急性乳腺炎，尽量避免化脓，以免因使用药物而耽误哺乳。

六、日常养护

让宝宝多吸吮乳头，妈妈保持良好心情，合理饮食，是最有效、最安全、最健康的防治哺乳期急性乳腺炎的方法。

1 勤于喂食

月子中的宝宝需要按需喂养，即"饿了就喂"。大概用1个月的时间，妈妈和宝宝就会形成比较稳定的喂养规律，白天间隔2小时左右喂养1次，晚上间隔3小时左右喂养1次。随着月龄增长，间隔的时间会更长，这样既能让宝宝吃饱，又有充足的时间睡觉和玩耍，有利于宝宝成长。

宝宝的生理性胃容量是很小的。出生后3天，宝宝胃的大小大致与玻

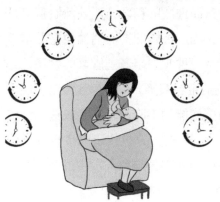

璃球一样，一周时才能达到乒乓球大小，所以，是很容易填满的。而且，乳房是"智能"的，全母乳喂养的妈妈只要按照宝宝生理性胃容量的变化规律喂养，就能够保持乳房的充盈排空规律，而不必喂养后再过度挤乳。晚上睡觉前再尽量将乳房排空，避免睡着后不能及时挤乳，导致乳汁淤积。

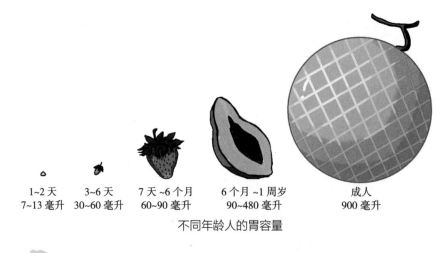

1~2 天	3~6 天	7 天 ~6 个月	6 个月 ~1 周岁	成人
7~13 毫升	30~60 毫升	60~90 毫升	90~480 毫升	900 毫升

不同年龄人的胃容量

小贴士

　　很多时候，宝宝吃过母乳后仍然会哭闹，有时还能再喝几十毫升的奶粉，于是妈妈们就开始怀疑自己乳汁不足，并产生巨大的心理压力。其实，宝宝的哭闹常常与饥饿无关，我们在本丛书"妈妈篇"《乳汁不足》一书会详细给妈妈们介绍。在"宝宝篇"《婴儿常见疾病的按摩调理》中，我们也会告诉大家如何应对宝宝的哭闹。

❷ 保持心情愉快，树立哺乳信心

　　乳汁分泌与神经中枢关系密切，过分紧张、忧虑、愤怒、惊恐等情绪可引起乳汁淤积，也就是中医讲的肝郁气滞造成的积乳，而乳汁淤积又是导致哺乳期急性乳腺炎的重要原因之一，因此妈妈保持心情愉快是非常重要的。西医学认为，妈妈生气时，会产生一种叫去甲肾上腺素的物质，进入乳汁后就是一种"毒素"。这时候如果给宝宝喂奶，可能导致宝宝出现情绪急躁、脸色发红等表现，并使宝宝的抗病能力下降，轻者会长疮疖、疹毒，重者可能发生感染性疾病甚至死亡。国外有一家机构研究了 600 多位体弱多病的婴儿，发现他们的妈妈大多在哺乳期曾与家人发生过争吵。因此，在母乳喂养的过程中调整好心态，保持心情舒畅十分重要。

小贴士

妈妈们还应尽量保证足够的睡眠。很多妈妈会说，晚上都要起来喂奶，怎么可能有很好的休息呢？确实，当妈妈后，休息的时间会少很多，尤其是宝宝刚出生的头几天，手忙脚乱是肯定的。但初生宝宝的睡眠时间还是很多的，新妈妈们只要在宝宝睡觉时也抓紧时间睡觉，还是可以得到充分休息的。另外要注意调整宝宝的作息时间，使宝宝与大人们的生活规律保持一致，避免宝宝出现"颠倒觉"。

③ 确保哺乳姿势及吸吮方式正确

90% 的妈妈都是因为宝宝吸吮方式不当导致乳汁不足或乳汁排出不畅，从而诱发哺乳期急性乳腺炎。调整哺乳姿势后，大部分妈妈都能看到宝宝的有效吸吮，听到吞咽声。

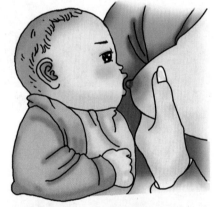

首先，宝宝吸奶时，含的应该是妈妈的乳晕而并非乳头，而且嘴巴要张得很大，上下嘴唇外翻，以利于吸吮时对乳晕的推按。

另外，宝宝的两颊应该鼓起，并非凹陷；宝宝的下巴应该和妈妈的乳房贴得很近。妈妈只有听到宝宝吞咽的声音，才证明宝宝真的吃到了乳汁。若只是听到很响的"啧啧"声，则往往代表宝宝虽然卖力吸吮，但实际并没有吸到乳汁。

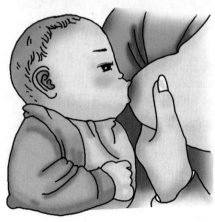

有的宝宝每次吃奶都要 1 个小时左右，甚至含着乳头睡着了，并且一离开妈妈的怀抱就醒，继而哭闹。很多妈妈对这一现象烦心不已，以为是自己的乳汁不够，不能喂饱宝宝，而心理压力骤增。

其实这种情况更多是由不良的喂养习惯导致的，宝宝在看似吃奶的时候可能早就睡着了，妈妈的乳头只发挥了安抚奶嘴的作用。所以，无论对待多大月龄的哺乳期宝宝，都不要让其养成含着乳头睡觉的习惯。当妈妈发现宝宝吃奶过程中停止吸吮，甚至已经睡着了，可以用手指轻拉宝宝的耳朵，或者把乳头从宝宝嘴里抽出，令宝宝醒来，继续努力吃奶。因宝宝含乳而睡引发的哺乳期急性乳腺炎，临床也是屡见不鲜。当宝宝开始长牙了，不良的哺乳习惯更会导致乳头外伤。

小贴士

关于正确的哺乳姿势的问题，我们在本丛书"妈妈篇"《乳头异常》中还会有相关内容的介绍。

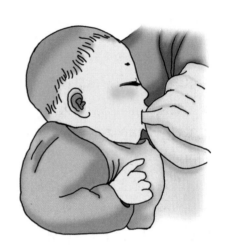

4 及时排空乳房

刚刚生产完的妈妈在每次充分哺乳后应挤净乳房内的剩余奶水，这样能促进乳汁分泌增多。因为每次哺乳后进行乳房排空能使乳腺导管始终保持通畅，乳汁的分泌、排出就不会受阻。乳汁排空后乳房内张力降低，乳房局部血液供应好，也避免了乳导管内压力过高而对乳腺细胞和肌细胞造成损伤，从而有利于泌乳和喷乳。

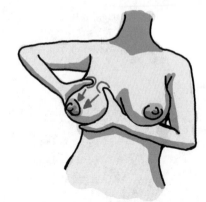

但是，产奶量已经很大的妈妈则要慎重排奶。充分有效地哺乳后，如果乳房仍然涨奶，可以用按摩手法适当排出一些，避免发生乳汁淤积和哺乳期急性乳腺炎。但这时不建议像刚生产完时那样排空，从而防止乳房产奶量越来越多，越来越偏离宝宝的实际需求，使供需不平衡。

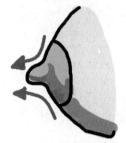

妈妈们自行排奶，可以参照此方法：双手呈"C"形，对握乳房，自乳房根部向乳头方向平推，使乳汁自乳头溢出。

5 双乳交替喂养

在给宝宝哺乳时，开始时先左右两侧交替进行，即在大量乳汁涌出前，每次喂奶都让宝宝交替吸吮两侧乳房；等到乳汁开始大量分泌后，再左右依次喂养，每次先喂一侧乳房，直到宝宝自己松开，才开始另一侧。待到下次喂奶时，则由另一侧乳房开始，如此更替。只有这样，才能让宝宝既吃到前奶，又吃到后奶。

> **小贴士**
>
> 什么是前奶、后奶？前奶，质地比较稀薄，其中含有较多的蛋白质和水分。而后奶外观颜色较白，并相对稠厚，富含有较多脂肪、乳糖、微量元素和营养素，能提供热量及饱腹感。宝宝需要摄入前奶和后奶，才能获得充分的营养。许多妈妈喂奶时，每侧乳房都让宝宝吃5~10分钟，这样就会导致宝宝只吃到前奶，没有吃到后奶，宝宝因为没有得到足够的脂肪，所以容易感到饥饿，从而让妈妈产生自己乳汁不足的错觉而加喂奶粉。

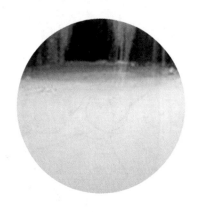 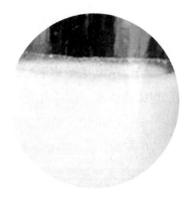

前奶   后奶

　　对于发生乳汁淤积或哺乳期急性乳腺炎的妈妈，应该延长哺乳间隔时间，并先在阻塞的一侧乳房进行哺乳，因饥饿的宝宝吸吮力最强，能更加有效地吸通乳腺管。

6 佩戴合适的胸罩

　　哺乳期的妈妈们如果不戴胸罩，乳汁充盈后，乳房会因为重量增加而明显下垂。但是，如果佩戴了尺寸不合适的胸罩，不但不能解决乳房下垂的问题，还会成为对乳房的另一个伤害，诱发哺乳期急性乳腺炎。因此，哺乳期胸罩的选择还是很有讲究的，既要选择合适的型号和质地，并随着乳房的大小变化而更换尺寸，还要方便哺乳，这样不仅喂养宝宝更加方便，还对乳房起了很好的保护作用，使得它有了支撑和扶托，帮助乳房血液循环畅通，对促进乳汁的分泌和提高乳房的抗病能力都有好处。

　　怎样选择合适的胸罩呢？可以从以下两个方面去选择：

　　（1）型号

　　根据胸围、乳峰高度、双侧乳头间距3个数据选择胸罩型号。

　　胸围：沿双侧乳房下缘、双侧肩胛骨下角围一圈的长度。

　　乳峰高度：乳房根部至乳头的距离。

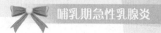

双侧乳头间距：两侧乳头之间的水平距离。

由于目前市面上的胸罩可能没有全部标明上述 3 个数据，所以可随身携带小皮尺，方便测量挑选。

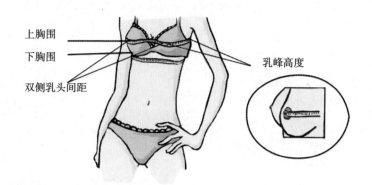

（2）质地

胸罩最好选择纯棉质地的，因为棉布柔软、吸汗、透气性好。不要选择尼龙化纤制品，尤其是直接贴身穿着，不仅吸湿性、透气性差，而且其掉落的细小纤维还可引起乳腺管口堵塞，这在前面"乳汁淤积"有关的内容中已有介绍。

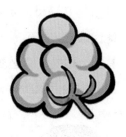

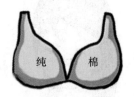

松紧适宜、质地舒适、不带钢托的胸罩，既能支托乳房，使乳管保持通畅，有利于改善乳房的血液循环，又能防止钢托对乳腺管的挤压，避免发生哺乳期乳房疾病，使得乳房形状变得越来越美，乳腺越来越健康。

还有专门为哺乳妈妈设计的哺乳胸罩，两侧开窗，也要根据以上两个原则进行挑选。

💧 **小贴士**

　　合适的胸罩有以下特点：①对乳房无压迫，并覆盖乳房所有外缘；②肩带有弹性，不会太紧或太松；③突出部分间距适中，不过远或过近；④纯棉材质，保持干净卫生。通常，我们会建议妈妈们贴身穿着纯棉、前开扣的哺乳胸罩，这样既能使用防溢乳贴，又避免了过紧的胸罩挤压乳房，两全其美。

7 保持乳头、乳晕清洁

　　母乳喂养前反复擦洗乳头、乳晕，甚至整个乳房，或用消毒纸巾擦洗乳房并挤出几滴母乳再喂养，这是很多哺乳期妈妈经常做的事情，认为这样才能保证宝宝吃到最干净的乳汁。

　　其实，这是没有必要的。

　　宝宝出生后吸吮妈妈乳房时，首先接触的是妈妈乳头上需要氧气才能存活的需氧菌，继之是乳管内在无氧条件下存活的厌氧菌，然后才能吸吮到乳汁。因此，正常的母乳喂养过程就是先细菌再乳汁的有菌喂养过程。只要乳房没有肉眼可见的污物，就没有必要过度清洁。细菌随乳汁一同进入宝宝的消化道，是人类消化道正常菌群形成的最初基础。这也是为什么在前面讲到乳房出现脓液，又没有更好的方法处理时，可以考虑让宝宝吸吮的原因，这对妈妈和宝宝都是无害的。

　　当然，有乳头皲裂或破损的妈妈，在哺乳后可以用碘伏涂擦破损处，促进伤口愈合。这种情况下，下次哺乳前则要清洁乳头，去掉碘伏残留。

小贴士

当对乳房进行必要的清洁时，不要用过冷或过热的水，因为乳房周围微血管密布，过冷或过热会使乳房软组织松弛，皮肤干燥。

8 合理膳食

过度节食或过度补养都会伤害哺乳期妈妈及宝宝的身体健康，尤其是后者。例如，一些胖妈妈反而乳汁稀少，或虽然奶水很多，但都是脂肪，经常因乳汁流通不畅而导致乳腺堵塞。因此哺乳期应尽量保持清淡饮食。

饮食方面的注意事项可以参考"乳汁淤积"部分的饮食宜忌。

9 避免外力损伤乳房

在整个哺乳期内，乳腺导管都处于扩张状态，很容易受伤。所以妈妈们在跟宝宝玩耍的时候，注意保护乳房，避免乳房被撞伤；睡觉时如果侧卧也应注意不要压到乳房侧面，并避免长时间保持侧卧姿势。在生活和工作中，要避免被其他硬物碰触而损伤乳腺导管，或上肢过度用力，尤其是在乳房充盈的时候，以免引起局部水肿，诱发乳汁淤积甚至哺乳期急性乳腺炎。

⓾ 避免非专业按摩治疗

乳腺疏通按摩是非常专业的医疗操作，尽量不要让非相关医学专业人员给予治疗，以免加重损伤。

另外，乳房是用来哺育宝宝的，其产生的乳汁是宝宝赖以生存的物质资料。现在，有很多人推荐对乳房进行日常按摩保养，"有病治病，无病强身"，我们是不太赞成的。再娴熟的手法，都难免在治疗过程中造成乳房深部组织的损伤。就像一个西瓜，直接切开可能就是脆沙瓤，但是如果在地上滚一个小时，再切开就是一汪水了。杀敌一千，自毁八百，这种随意的"保养"，不可取。

⓫ 积极矫正乳头畸形

有的妈妈因为先天性乳头偏大、乳头扁平或乳头内陷，导致宝宝不愿吸吮，或者根本就含不住乳头，而使乳汁不能被及时排除，淤积于乳腺导管，形成哺乳期急性乳腺炎。

对于内陷或扁平的乳头，妈妈们应该在孕期就进行处理，不要等到需要哺乳了再纠正。如果不幸拖到了哺乳期，产后的乳头塑性就更为关键。方法是轻揉乳头，按摩乳晕，提拉乳头，等乳汁出来后，乳头自然会变软，宝宝含接就方便了。操作时，注意按摩手法要轻柔，不可生拉硬扯，如果揉捏手法过重，容易损伤乳腺导管和腺体组织，如形成乳晕肿块，造成更大的麻烦。

另外，模拟乳头外形设计的乳头保护罩，能帮助乳头内陷或扁平的妈妈授乳。通过使用保护罩，宝宝可以吸吮到妈妈的乳汁，尤其是含有大量免疫因子的初乳。对那些习惯使用奶瓶的宝宝，通过使用乳头保护罩，可以让宝宝逐渐过渡到适应直接吸吮母乳，最终实现全母乳喂养。

小贴士

乳头畸形的矫正方法及乳头保护罩的使用方法，将在本丛书"妈妈篇"《乳头异常》中详细介绍。

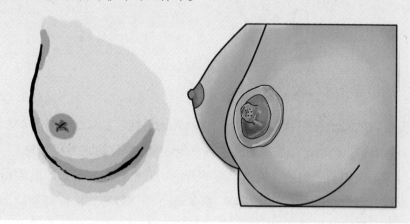

⑫ 全身症状明显时可服用清热解毒的药物

发生急性乳腺炎时一般不要停止母乳喂养。一方面，乳腺炎是乳房组织感染，乳汁并没有受到污染；另一方面，停止哺乳不仅影响喂养宝宝，而且增加了发生乳汁淤积的概率。所以在感到乳房疼痛、肿胀，甚至局部皮肤发红时，不但要喂奶，还应先用发生感染的一侧乳房哺乳，并尽量让宝宝把乳房里的乳汁吸吮干净。同时，妈妈可配合服用有清热解毒功效的中药汤剂或成药。

当乳腺开始局部化脓时，患侧乳房可停止哺乳，并排尽乳汁，可让孩子吃另一侧健康乳房的母乳。只有在感染严重、脓肿切开引流后或发生乳瘘时，才应该完全停止哺乳，并按照医嘱积极采取回奶措施。此时应每隔4小时测量一次体温。如果持续发热，症状加重，如双侧乳房感染，奶中有脓或血，应及时使用抗生素等治疗；脓肿已经形成应及时切开引流。

小贴士

当各种保守治疗方法都没有治愈乳腺化脓时，可以考虑让宝宝吸吮，一般不会影响宝宝身体健康。

⑬ 宝宝吸吮可有效治疗乳腺炎

宝宝有效吸吮并配合按摩，是治疗哺乳期急性乳腺炎的有效方法。但是，有的妈妈担心自己患病后哺乳宝宝，会对宝宝身体带来不利影响。

其实妈妈们不必担心，通过前面的介绍，我们已经知道，当乳腺出现炎性反应甚至化脓时，若使用按摩、吸奶器、药物等方式治疗都难以彻底解决问题，就可以考虑让宝宝吸吮。虽然脓液属于"坏物质"，但这些"坏物质"会进入宝宝的消化系统，在胃酸和消化液的作用下，它们基本不会对宝宝的健康产生伤害。因乳腺炎导致体温升高时，尤其需要宝宝努力吸吮，因为只有彻底排空乳房，才有可能尽快降温。

小贴士

乳汁是富含营养的物质，能提供有益于细菌大量滋生的环境，尤其是在体温升高时，若不能及时排空乳房，细菌必然在"温床"上迅速增殖，新鲜的乳汁很快变质成"酸奶"，甚至形成固态"奶酪"。所以充分排空乳汁是治疗急性乳腺炎的根本方针，这个过程需要宝宝的积极参与。

另外，急性上呼吸道感染，如感冒、咽炎、喉炎、扁桃体炎等，也是导致哺乳期妈妈发热的主要原因之一。当体温超过 38.5℃时，很多妈妈打算停止母乳喂养。我们认为这也不是绝对的。急性上呼吸道感染属于呼吸系统疾病，当妈妈出现明显咳嗽、咳痰、体温升高等症状时，往往已经患病 2~3 天，在这段无症状期间，妈妈早已与宝宝共享了细菌或病毒。此时，继续哺乳正是为宝宝提供妈妈体内抗体的机会。如果妈妈停止哺乳，宝宝便无法获得免疫力，不利于身体健康。

哺乳期的妈妈用药需要咨询专业医生，医生会根据妈妈的身体状况给予合适的药物，这些药物往往代谢较快，或较少进入乳汁，不会影响宝宝身体健康。

但是，如果妈妈患有某些严重疾病或慢性病，需要长期服药或使用毒性较大的药物，则不建议哺乳。妈妈患某些传染病时，也不宜哺乳。总之，哺乳期的妈妈用药须严格遵照医嘱。

七、反复发作的原因

哺乳期急性乳腺炎并不是什么特别难治的疾病，尤其是初期患者，一般短时间内可以治愈。但是，仍然有一部分妈妈会反复出现本病，有位妈妈甚至月子中就因乳腺炎来医院诊治 5 次，这是什么原因呢？

1 提前停止治疗

在之前的乳腺炎还没有完全复原的时候，就因症状略有缓解而停止治疗。尤其是使用了抗生素的妈妈，建议还是要用完整个疗程，不要一退热就停药。

2 不良情绪

  刚刚分娩后的妈妈要经历心理和生理的双重变化，产后忧郁、紧张、恐惧等不良情绪可能会不期而至，加上与家人间的矛盾等，都可能影响乳汁的顺畅排出，淤积成痈。

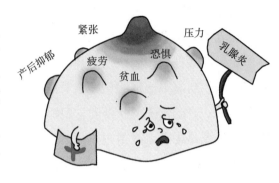

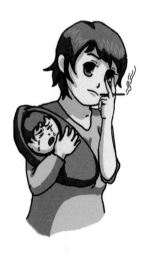

3 吸烟

  吸烟会降低身体对细菌感染的耐受度，还会抑制喷乳反射，使乳汁长时间淤积在乳房内，导致反复乳腺炎发作。

4 哺乳方法不当

  哺乳方法不当会导致反复乳房感染，如乳头内陷、破裂没能及时纠正，或过度依赖乳头保护罩降低了乳汁流速而促使感染。

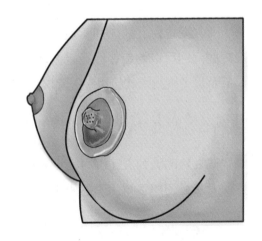

5 反复外力损伤

反复的外力损伤也是导致哺乳期急性乳腺炎反复发作的直接原因。有些妈妈穿戴的胸罩过紧或带有钢托，对乳房会产生较大压力，尤其是涨奶后的乳房。很多哺乳期急性乳腺炎常发生在乳房的外下象限，也就是胸罩钢圈所在的位置。另一个原因是睡眠姿势不当。长时间保持同一睡眠姿势，乳房受压时间过长，受压区域的输乳管可能会堵塞，造成乳汁淤积。

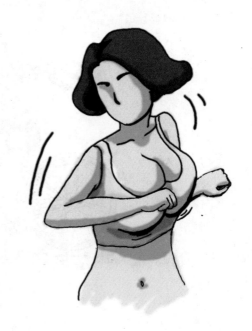

小贴士

很多妈妈都会说自己的胸罩很宽松，不会挤压乳房。但是，我要提醒妈妈们的是，哺乳期的乳房大小是在不断变化的。当妈妈排空乳汁时，胸罩可能真的很宽松，但一两个小时后，当乳房充满了乳汁后，胸罩就显得紧了。而此时，妈妈们往往不能立即松开胸罩，从而造成持续压迫。

生活中的一些小细节同样需要高度注意。比如长期怀抱宝宝、结束哺乳时用手指夹闭乳头根部、背双肩包、汽车安全带压迫、过多的上臂运动、跑跳、乘车时路面颠簸等，也是导致哺乳期急性乳腺炎的常见原因。有位妈妈发生急性乳腺炎的原因就是拎起自行车筐里的一个西瓜放到地上；而另一位妈妈骑电动车时被马路上的一个小坑洼颠簸一下就出问题了。所以，我们不断地跟妈妈们强调，哺乳期再怎么注意保护乳房都不为过！

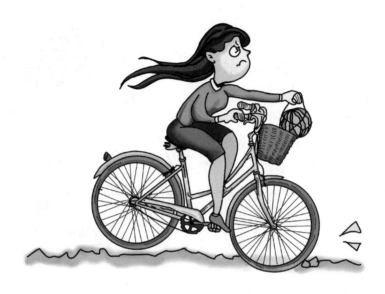

6 饮食不当

　　饮食不当也是哺乳期急性乳腺炎的诱因之一。例如我们在介绍乳汁淤积的饮食宜忌时说过，盐分的摄入一定要适量，否则会降低机体对感染的耐受度。摄入身体不耐受或过敏的食物，也可能导致反复乳房感染。